高等职业教育创新教材

供口腔医学技术专业用

总主编　牛东平

口腔美学基础

主审　谭建国

主编　王收年　副主编　李　鑫

编者（以姓氏笔画为序）

王收年（山西联袂义齿技术有限公司）

吕　忻（运城市口腔卫生学校）

李　鑫（山西联袂义齿技术有限公司）

谢苏妮（山西绘心书画工作室）

人民卫生出版社

·北京·

图书在版编目（CIP）数据

口腔美学基础 / 王收年主编 . —北京：人民卫生
出版社，2023.6（2024.9 重印）

ISBN 978-7-117-34806-5

Ⅰ. ①口…　Ⅱ. ①王…　Ⅲ. ①口腔科学 – 医学美学 –
高等学校 – 教材　Ⅳ. ①R78–05

中国国家版本馆 CIP 数据核字（2023）第 094630 号

人卫智网　**www.ipmph.com**	医学教育、学术、考试、健康，	
	购书智慧智能综合服务平台	
人卫官网　**www.pmph.com**	人卫官方资讯发布平台	

口腔美学基础
Kouqiang Meixue Jichu

主　　编：王收年

出版发行：人民卫生出版社（中继线 010-59780011）

地　　址：北京市朝阳区潘家园南里 19 号

邮　　编：100021

E - mail：pmph @ pmph.com

购书热线：010-59787592　010-59787584　010-65264830

印　　刷：廊坊一二〇六印刷厂

经　　销：新华书店

开　　本：787×1092　1/16　　印张：6.5

字　　数：158 千字

版　　次：2023 年 6 月第 1 版

印　　次：2024 年 9 月第 2 次印刷

标准书号：ISBN 978-7-117-34806-5

定　　价：60.00 元

打击盗版举报电话：010-59787491　E-mail：WQ @ pmph.com

质量问题联系电话：010-59787234　E-mail：zhiliang @ pmph.com

数字融合服务电话：4001118166　E-mail：zengzhi @ pmph.com

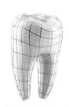

编写说明

对一个国家来说,完善的教育体系,需要在精英教育与职业教育之间寻找平衡。没有精英教育,就没有"中国创造";而没有职业教育,高品质的"中国制造"也就成了"空中楼阁"。完善的教育体系让每位学生都有机会去创造出彩的人生,国家也能通过源源不断输入的各类职业技术人才,提高"中国制造"的市场竞争力,这是国家层面对教育的顶层设计。职业教育使命是培养有知识的"能工巧匠",而教材是知识的载体,也是教学的指导性文件,其重要性不言而喻。

本套创新教材基于我及团队 30 年来一直从事口腔医学技术专业相关教学、教材编写。创新的力量无可限量,可以突破禁锢,开辟出一片新的天地。对我们既是挑战,更是机遇。30 多年来,我国义齿制造业的发展突飞猛进,但我及团队潜心研究我国与世界上几个制造强国在该领域的反差,危机感顿生,这就促使我们编写本套教材时,一定要体现"中国制造"在该领域的态度与担当。

一、专业课程设置

《中国制造 2025》是我国政府在新一轮产业革命中做出的积极举措,强调制造业在中国经济中的基础作用,以及如何将制造大国升级为制造强国。

义齿制造是否属于制造业,属于什么样的制造业? 与《中国制造 2025》有什么关系? 是本套教材的编者和师生们首先需要明确的。制造业的定义是将原材料通过制造过程,转化为人们使用的工具、工业品和生活日用品的行业。国家有关部门将"定制式义齿"确定为"医疗器械",自然属于制造业。不仅如此,目前义齿制作技术领域在很大程度上依赖蓬勃发展、方兴未艾的现代技术支撑,如数字化、网络化、数控机床、3D 打印已十分普遍,因此,属于地地道道的现代制造业范畴。而为制造业培养主力军队伍的高等院校,应把培养目标置于这个大背景下,对每位学生来说,更应把国家发展需要与实现自己梦想相结合。

鉴于此,专业课程设置必须服务、服从于这一目标。强化学生的动手能力训练,教育学生牢牢树立"守正笃实、精益求精、久久为功"的工匠精神,把培养千千万万有知识的"能工巧匠"作为不二使命。因此,口腔医学技术专业课程设置时,把与培养目标不密切相关的《口腔内科学》《口腔颌面外科学》《口腔预防医学》等课程删除,增加了对本专业具有基石意义的《牙体形态与功能》《优殆理论与技术》,以及适应产业"互联网+"需要的《口腔数字化技术》。理论课与实践课之比为1∶2.5(具体见附表)。

专业课程设置取决于培养目标。因此,本套创新教材的**专业课程设置包括:**

1. 牙体形态与功能

2. 优殆理论与技术

3. 口腔工艺材料

4. 口腔美学基础

5. 固定修复体工艺技术

6. 可摘局部义齿工艺技术

7. 全口义齿工艺技术

8. 口腔数字化技术

二、"交叉理论"处理

"交叉理论"是指既涉及口腔医学又涉及口腔医学技术专业的理论。属于这一问题的范围,集中在两门课程:一是口腔解剖学,二是口腔修复学。因此,本套书将涉及解剖学内容的部分,分别在《牙体形态与功能》和《优殆理论与技术》中讲解。例如,牙齿的进化、发育和结构等知识点,放在《牙体形态与功能》中;而有关咀嚼系统的颌骨、肌肉、关节和神经等知识点,则放在《优殆理论与技术》中。涉及修复学内容的部分,主要是有助于对医师设计的理解和对牙体制备及制取的印模是否符合要求进行判断方面的内容,分别在三种义齿制作技术中作为基本理论单列章节讲解。

三、关于殆学

问题的提出是基于殆学对口腔医学技术专业的重要性及其易被忽视的普遍性。殆学被普遍认为是最难教、最难学的一门课程,但义齿是外壳,殆是灵魂。没有对殆学的深刻理解,不可能制作出高质量义齿。

咀嚼系统是一个多元素功能共同体,功能链条的末端是牙齿,其冠的表面虽然覆盖一层人体最硬的组织,但一点不影响其感知度。上、下颌牙齿间的感知度为 $7\mu m$,容忍度为 $20\mu m$,意味着超过此值可能给器官造成伤害。轻者影响功能,重者会造成"医源性疾病",给患者带来难以想象的痛苦。

古人云:"天下无难事,在乎人为之,不为易也难,为之难亦易"。万物发展都是一个过程,恩格斯将过程思想称为伟大的哲学思想。俗话说,"台上一分钟,台下十年功",就是生活中的哲学,过程通常是枯燥的,而结果是丰富的。没有过程就没有结果。因此,想让义齿获得优质咬合,也有一个过程,而且这个过程存在着内在逻辑性联系,概括如下:

1. 重基础 牙齿是构成殆的主体元素,也是殆的基石。从形态到功能、理论到实践,要投入足够精力。学习总时间应达到 450~500 学时。

2. 强主体 牙列是殆的主体功能结构。牙齿、牙周组织与颌骨共同构成牙列,它是牙齿实现功能的形式。要强化对牙列的结构、形态、功能以及上、下颌牙列关系的学习。

3. 保顺畅 上、下颌牙列要行使功能,前提是下颌处于运动状态,即动态殆。如何保持下颌运动顺畅,需要在前面所学知识的基础上,继续学习相关关节、骨骼、肌肉、神经、组织结构的功能,以及下颌各种功能位置。

4. 用信息 像人的面孔、指纹一样,义齿也具有个性化特质。接收和运用医师提供的患者个性化信息,是技师的一项重要基本功,是制作个性化义齿的基础。

四、专业技术

专业技术体现工匠精神,动手能力则是重要的教学目标。教师和学生需了解 2 年在校学习期间,除了理论课程,应初步或基本掌握哪些技术。因此,我们提炼出以下 10 项技术,这些只是基本的概括,例如,数据转移技术是个复杂的过程,既包括医师用面弓、转移台、殆架传递各种与殆相关的信息,也涉及技师通过转移台、殆架对信息的接收和应用;再如失蜡铸造技术既包括金属铸造,也包括树脂和陶瓷铸造技术;而美学技术涉及牙齿的排列、位置、角度、颜色及表面形态细节等,每项技术都有着丰富的内涵,不能将它们孤立地区分开来。

1. 模型代型技术
2. 数据转移技术
3. 失蜡铸造技术
4. 数字化技术
5. 表面加工技术
6. 卡环弯制技术
7. 仿天然牙堆蜡技术
8. 饰面技术(瓷及树脂成形技术)
9. 排牙技术
10. 美学技术

五、质量检测

质量检测是保证产品质量的重要手段。义齿质量检测是一项非常重要的工作,分为阶段性质量检测和最终质量检测。

义齿作为一种产品,它的制造过程是由若干阶段完成的,只有每个阶段的质量达标,才会有产品最终质量的合格。因此,在每个阶段有其相对独立的质量标准,称为阶段质量目标。建立这种检测制度,可防止阶段不合格产品往下游延续和叠加。最终质量检测是在上述各阶段质量检测基础上进行全面的检测。这种理念贯穿于各种义齿制作过程。

六、引领作用

目前,我国处于由制造大国提升为制造强国的大变革时代,即进入产业结构调整、供给侧改革、重质量的新常态。因此,教材必须肩负起引领作用,体现先进性。

经过近30年的发展,义齿制作由失蜡技术(属于传统工艺技术,以手工作坊式为主)通过基于印模/模型的CAD/CAM过渡到半数字化(图0-1);而由半数字化到用"互联网+"将临床数字印模通过网络传递给设计制造车间,实现了义齿制造的"全数字化",只用了不到10年时间。谁会设想下个10年制造业会发生什么变化?

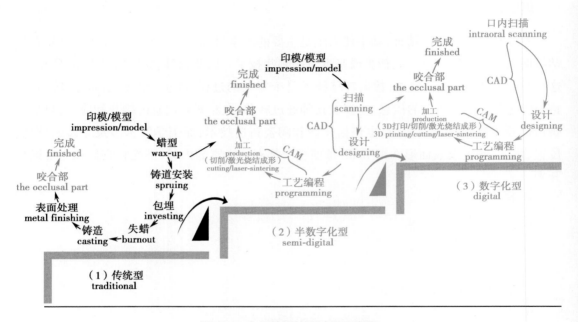

图 0-1 产业结构转型升级示意图
黑色:传统工艺;蓝色:数字化工艺;红色:手工完成
蓝色、黑色均用于制作基底部;红色用于制作咬合部
由传统型到数字化型的发展过程,体现着该行业产业结构的调整:由劳动密集向科技密集、由高耗能向低耗能、由低质量向高质量的转型升级

"互联网+"提供了一个"共享"的手段,不仅可以提速,更能提质,因为它免除了若干可能造成工作失误的环节,这也无疑给义齿制造业带来了发展先机。

值得说明的是,在本套教材编写过程中,得到了各位专家、各位同事以及出版社领导和编辑的大力支持。感谢易新竹、巢永烈、冯海兰、王新知、赵信义等教授在百忙之中为本套教材担任主审。感谢原双斌医师协助总主编参与并指导了编写的全过程;林文元所长、郭俊秀同事在资料收集方面给予了大力协助;王收年医师完成了全部绘图工作;贺志芳、牛凤娴医师在文字整理等方面做了默默无闻的贡献;山西省职工医学院李海龙老师、河北唐山职业技术学院蒋菁、库莉博老师为教材的顺利出版也给予了大力支持,在此一并致谢!

由于编写时间短,编写经验有限,本套教材难免有不妥之处,恳请广大师生及同行提出宝贵意见,以供再版时修改。

牛东平

2018 年 3 月 29 日

附表　专业课程设置及时间分配
(仅供参考)

序号	课程名称	学时数		
		总学时	理论学时	实训学时
1	牙体形态与功能	450	40	410
2	优验理论与技术	220	56	164
3	口腔工艺材料	58	44	14
4	口腔美学基础	50	50	0
5	固定修复体工艺技术	200	48	152
6	可摘局部义齿工艺技术	156	54	102
7	全口义齿工艺技术	76	40	36
8	口腔数字化技术	40	22	18
合计		1 250	354	896

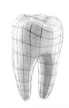

序

　　近年来，随着社会经济文化的发展，人们对口腔美学的诉求迅速提高。随着科学技术的发展，口腔新材料和新技术不断涌现，又为患者口腔美学的塑造提供了各种先进的方法和手段。因此，我国的口腔美学得到了蓬勃的发展。口腔美学作为一个以患者的口腔美学为治疗目标，多学科理论和技术交叉融合的新的口腔学科，已经开始走向口腔医学学术舞台。为了顺应口腔美学的发展，中华口腔医学会口腔美学专业委员会提出了"口腔美学缺陷"这一新的口腔疾病名称，从口腔美学的角度对口腔疾病进行了新的认识和分类，将口腔美学缺陷分为牙体硬组织美学缺陷、牙周软组织美学缺陷、牙列空间美学缺陷和颌面部美学缺陷四大类。"口腔美学缺陷"的提出，为口腔美学的学科建设打下了坚实的基础。

　　做好口腔美学，需要培养口腔美学的专科人才。各级各类的口腔医学院校需要增加口腔美学相关课程。目前，越来越多的口腔医学院校都加强了口腔美学的教学。但是口腔美学作为一个发展中的新兴口腔学科，与传统的口腔学科相比，还未建立完善的教学培养体系，特别是缺乏口腔美学的专门教材，这严重制约了我国口腔美学的发展。

　　牙体硬组织美学缺陷是口腔临床的常见病和多发病。对牙体硬组织美学缺陷的牙齿进行美学修复，需要口腔医师和口腔技师两者携手紧密合作才能完成。所以，专门针对口腔技师的口腔美学教学同样非常重要。口腔技师的口腔美学教学不同于口腔临床医师，其培养目标、培养内容都各不相同。相较而言，目前用于口腔医学技术专业的口腔技师的口腔美学教学的专门教材更加缺乏。

　　本书专注于口腔医学技术专业的口腔美学教学，从美学基本概念和基本理论出发，阐述人体主要的口腔美学标准，进而详细讲解牙齿形态和牙齿颜色两个口腔美学的核心内容，最后制定出符合美学修复标准的规范操作流程。全书谋篇缜密，行文严谨，篇章结构遵从学生学习和认知规律，各章内容层层推进，环环相扣。本书内容理论结合实践，既有坚实的理论基础，又有良好的可操作性，非常适合口腔医学技术专业的口腔美学教学，同时也可作为口腔临床医学专业口腔美学的教学参考书籍。

　　本书作者都是常年从事口腔医学技术专业职业教育和口腔技工实践的资深专家，在口腔工艺技术方面既有坚实的理论修养，又有丰富的实践经验。本书是他们多年专注于口腔医学技术教学和实践的宝贵经验结晶。在此衷心感谢他们对我国的口腔美学教育事业作出的无私奉献。

相信本书对我国口腔医学技术专业口腔美学教学体系的建立和完善,乃至整个口腔美学的发展,都会起到重要的作用。

谭建国
北京大学口腔医学院教授、主任医师
中华口腔医学会继续教育部主任
中华口腔医学会第一届口腔美学专业委员会主任委员
2023 年 5 月于北京

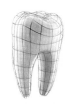

前　言

口腔医学技术的学生为什么要学习美学基础?

首先,是为了适应口腔医学,尤其是口腔医学技术迅猛发展的需要。

口腔医学有维护和塑造人体容貌美的使命。随着社会人群文化素质的不断提高和求新求异的审美追求越来越强,口腔医疗的服务对象早已不仅限于患病人群,而且有越来越多的要求改善自我形象的健康人群求医。他们迫切希望自己的面下三分之一能通过医学手段变得更加美丽,力求在躯体、心理和社会状态上达到既"健康"又"美妙"的境地。对于健康人群,美丽是不可缺少的,因为它可以大大地提高自尊。有时候,一次重要会见的瞬间,美丽的微笑有可能是对方产生好感的决定性因素;一个冠或贴面,有可能成为人们走向成功的助力。在这样的市场需求背景下,不仅口腔正畸专业迅速发展壮大,而且美容牙科也应运而生。所以美学知识、审美意识的普及和提高,自然也是必不可少的。

口腔医学技术的主要任务是制作修复体以替代缺失牙齿,而口腔技师则是修复缺失牙导致的畸形、创造患者容貌美的艺术家。正是由于义齿的实用功能(咀嚼、语言等)和审美功能具有相互渗透、相互影响、相互制约的关系,以及患者对增进面容美观的审美功能的要求随着生活水平的提高而越来越高,所以审美标准也就成为评价义齿质量的必备内容,前牙缺失后的修复体制作尤其如此。

其次,是为了培养口腔工艺技术高级人才的需要。

众所周知,义齿加工技术中有两大难题:一是形态和色调患者不满意;二是咬合有问题,包括咬合过高、咬合过低、咬合紊乱等等。在所有返工、返修的工件中,这两个原因占了绝大多数,给义齿加工企业和口腔技师造成了质量信誉和经济效益上的巨大损失。其实,我们稍加分析就可知,以现代口腔修复的材料和工艺水平,完全可以满足修复体塑造义齿形态和颜色的需要,而问题就出在技师这里。美学知识的匮乏,观察、塑形能力的欠缺,色彩发生机制的不了解,导致技师在制作修复体时,不能遵循形式美的规律,不能很好地与口腔医师和患者进行审美沟通交流,更不了解为什么有时按加工单上给出的比色结果进行堆瓷、烤制后,口腔医师和患者却都不满意。

在总结大量生产实践中的返工案例,并结合国内义齿加工企业美学培训的反馈信息后,我们编写了这本《口腔美学基础》,包括以下五章内容。

第一章,美学基础。本章介绍美学的基本概念和基本知识,并结合修复工艺实践讨论这些知识的实际应用。

第二章,素描与牙体牙列形态。本章的学习目的,并非是培养学生成为高水平的绘图师,而是期望通过专项学习和练习,培养学生的观察能力和造型能力。学生在动手制作修复体之前,应认真细致地观察模型,并在心中规划出修复体的外形要点,只有"眼到""心到",才能"手到"。通常,我们说制作修复体时要"心中有牙",讲的也是这个意思。

第三章,塑造理想美学的标准。本章内容可以帮助学生掌握天然牙齿的美学特点,从牙齿的排列位置、形态、颜色三方面,学习天然牙的美学标准和个性化特征。

第四章,色彩与比色。本章除了介绍色彩学的一般知识外,还重点讨论了比色这一特殊应用领域里的色彩的形成与掌控,为技师(也包括口腔医师)提高比色水平,制作更加逼真、美观的修复体创造条件,也为帮助患者绽放更加灿烂的笑容提供知识和技术支撑。

第五章,序列化标准美学修复流程。口腔美学修复就是研究牙体和周围组织的色泽、形态、大小、质地、排列、咬合及其与容貌结构的协调关系,设计并制作出能最大限度地满足医师及患者对功能、美观和心理上多重需求的修复体的过程。因此,这就需要学生在实际工作和学习中掌握序列化标准美学修复流程,对每一个病例作出一致、可预期的评估诊断,实现理想修复体的设计和制作。

由于我们是首次编写这种跨专业、跨学科的教材,知识积累和编写经验尚且不足,敬请广大同行及本教材的使用者不吝赐教。

王收年
2023年5月

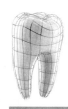

目　录

第一章 美学基础

第一节 概 述

一、美学

美学是研究美的本质、美的规律、审美关系、美感和艺术美的科学。

美的事物能给人以特定的情感感受。在这里，客观的美的事物被称为"审美对象"或"审美客体"，欣赏事物之美的人即为"审美主体"。而美感（审美感受）指的就是由审美对象所引起，由审美主体产生的复杂心理活动和心理过程。

美是客观存在的，但是只有和欣赏美的人一起组成审美关系，才能被关注，从而发现美。人们在生产劳动和社会生活中追求美、享受美，并且依照美的规律创造美。

二、医学美学

1750年德国哲学家鲍姆嘉通首次应用"美学"一词。这个术语的本意为艺术哲学。之后随着社会的不断发展和进步，美学研究的内容不断丰富，研究范围不断扩展。时至今日，美学几乎渗透到了人们生产生活的各个领域，其研究对象也横跨哲学、伦理学、心理学和艺术理论等范畴。医学与人的生理和心理健康密切相关，在对人体畸形的治疗和修复方面，自然与美学相互渗透。当人们的基本温饱问题解决之后，汹涌而来的美容市场需求更加有力地推动了这种渗透和融合。医学美学，以及从属于它的口腔医学美学，也就应运而生。

医学美学是把医学和美学结合起来的边缘交叉学科。医学美学的宗旨是将人类的医学审美理论化、系统化，促进人们审美认识和审美能力的提高与发展，使人们对自身健康的维护和塑造不再盲目，从而成为一种自觉的创造性活动。

现阶段的医学审美主要是研究人体美，特别是人体容貌美。这里的人体美是指现实生活中的人体，不是艺术作品中的人体。

医疗职业行为美，也是医学美学研究的重点。在医学审美过程中，存在大量的医务人员与患者之间就不同审美标准、审美角度，以及医学手段等问题的沟通和交流。在这里，医患关系较一般因疾病而求医者更为微妙和复杂，而与此有关的伦理学、管理学问题也不容忽视。

医学美学在医学领域里的应用前景十分广阔，在临床各科、预防科、康复科中运用美学理念、美学手段，现已有大量成功例证。而在医学教学中，也有各种人体美的形式，例如医学模型和插图之美，同样也是医学美学的研究内容。

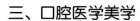

三、口腔医学美学

口腔医学美学是口腔医学与美学的结合。

大自然中最完美的莫过于人体,而颜面部又是人体重要的组成部分。在现代医学中,口腔医学泛指与口腔颌面部形态功能有关的医学内容。而颜面部的任何缺损或畸形,都会破坏人体的和谐美。口腔医学美学的任务就是维护和塑造人体颌面、口腔、牙齿的正常形态与功能。在这里,正常人的标准就是美的标准。

当患者存在错殆畸形、牙体缺损或缺失等问题时,医师可以采用手术、正畸、修复措施,力求达到"逼真",甚至"以假乱真"。手术切口、矫治器、固定义齿,以及活动义齿人工牙以外的部分,越隐蔽越好。

美的对立面是丑。错殆畸形、牙体缺损、牙体缺失破坏了人体的容貌美,所以需要治疗。"逼真"是义齿制作的审美目标。但需要说明的是,这里的"真"并不完全等同于现实生活中的真实。仿"真",仿的是人们理想中的"真",是符合患者审美需求的"真"。换句话说,口腔修复工艺所追求的目标是修复体既无法被旁人看出是假牙,又能最大限度地满足患者的爱美需求。

第二节 面部审美的主体美感特征

作为审美主体,人在感受同类的容貌美时,有三个显著特点。

一、整体直觉

每个人展现在人们面前的面容,都是其固有的各个部分、各种属性组合形成的整体。人既不需要从一个个面部器官的测量数据上去感受其美,也不需要预先掌握若干要领才能对某一面容作出判断。年轻人面对一位初次见面的异性朋友,仅仅短暂地一瞥,就可以对他/她的容貌留下深刻的印象,这都源自于美感的整体直觉。

二、模糊与理解

美的边界并不清晰,容貌美与不美是一个模糊判断。古往今来的艺术家用无数美的语言来描写人的美,使用的大部分都是模糊概念。例如,"沉鱼落雁""闭月羞花"是用动植物的反应来衬托人物美的程度;"齿如碎玉""眼似明月"则是比喻;就算是《登徒子好色赋》中那位"增之一分则太长,减之一分则太短;著粉则太白,施朱则太赤"的美女,究竟是多高多胖,怎样肤色? 很遗憾,没有描述。

美感的模糊性,来源于人类对美与不美的类属边界认识的不确定性、人的美感中生物进化的积淀、社会历史的积淀及个体心理因素的交叉和重叠。特别需要指出的是,在人的容貌审美中渗透着现代人对自身美的种种理解,折射出复杂而丰富的内心世界。正因为如此,口腔医师在对患者的诊断中,必须有对其心理类型和审美观的分析与判断,尤其是不能沿着以往临床工作形成的习惯,把医务人员(包括技师)自己的审美理解强加给患者。

将外在的形态美与内在的心灵美比较,内在的心灵美自然应该放在首位。理解一个人内在的心灵美,不仅可以更好地感受其外在之美,甚至还可以极大地淡化外在形态之

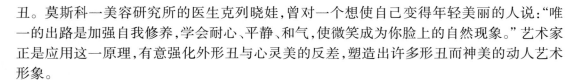

丑。莫斯科一美容研究所的医生克列晓娃,曾对一个想使自己变得年轻美丽的人说:"唯一的出路是加强自我修养,学会耐心、平静、和气,使微笑成为你脸上的自然现象。"艺术家正是应用这一原理,有意强化外形丑与心灵美的反差,塑造出许多形丑而神美的动人艺术形象。

三、人在自身容貌审美中的双重性

在自身容貌审美中,人既是审美的对象(客体),又是审美主体。这种双重性也决定了人体容貌美的自然属性与社会属性的双重性。在每一个具体对象身上,这两种属性常呈现出极其复杂的情况。但是不管如何复杂,始终强调人作为审美主体在创造自身容貌美中的主观能动作用依然十分必要。

医师在临床工作中常会发现,患者要求治疗、改变形态的迫切程度并不一定与畸形的严重程度相称。不少人对自己缺乏信心,特别是对塑造自身外在、内在美丧失自信,将个人生活、社会交往,甚至求偶、求职中的诸多不顺,统统归罪于自己略有瑕疵的容貌上,对镜自审,越看越觉得不美,严重者可导致极为痛苦的心理疾病。这种被国内学者称为"体象障碍"的心理障碍,多发生在文化层次相对较高的青少年群体中,患者往往表现出强烈的改变现有外表的要求。对于这类患者,医师千万不能勉强从外部形态改变上寻求对患者的治疗。这类患者往往对治疗效果挑剔不满,导致心理障碍进一步加重。与此相反,对自身充满信心,又能理解治疗的优势和局限性的患者,容易与医务人员达成共识,治疗的满意度也较高。总之,无论缺损、畸形轻重,医师帮助患者克服心理障碍,增加对自身美的信心,不但有助于治疗的成功,而且会对患者一生中健康的精神生活产生深远影响。

第三节　美 与 健 康

一、美与健康的和谐统一

健康,无疑是人类最为宝贵的财富。

口颌系统的健康是面下 1/3 容貌美的前提和基础。医学美学崇尚的是健康的美,是健康与美的高度和谐统一。艺术作品中的病态美、现实生活中的畸形美,在医学美中无立足之地。我们不仅是在学术观点上反对病态美,而且在实际临床工作中,也绝不接受有损口腔及全身健康的所谓美的要求。

客观地看健康与美的关系,的确也存在相互矛盾的一面。

二、容貌美与错𬌗畸形并存

有学者在错𬌗畸形的调查中发现,在艺术院校的学生中,前牙闭锁𬌗的发生率明显高于工厂等单位。艺术院校的学生在入学前,容貌是经过挑选的,他们的面型和面部结构是被艺术人才培养目标所认可的,但他们存在前牙闭锁𬌗。

王兴在中国美貌人群美学研究中选择的研究对象,都是经过社会各方面严格挑选的。例如航空公司乘务员和三军仪仗队队员,在同龄健康青年人中选中率仅为千分之一左右。从容貌美的角度看,他们符合一般公众对容貌审美的要求,但是研究者仍要再加上牙齿排列

3

正常的标准。在 3 600 余名艺术团体演员、空乘服务员、国家仪仗队队员中,挑选出男女各50 人作为研究对象进行研究。可以看出,错𬌗畸形的检出率不到 3%,牙齿排列不符合正常标准,正是一个重要的淘汰理由。

目前,口腔医学尚不能完全解决既不伤害天然牙一丝一毫,又能使患者容貌变得符合现代人的审美要求这一相互矛盾的问题。口腔正畸的减数拔牙治疗,虽然已为广大患者所接受,但是让人付出了相当大的代价,承受了未必需要承受的痛苦。许多人因错𬌗畸形或四环素牙、氟牙症、死髓牙等牙齿变色而求医,口腔修复的手段绝大部分是牙体预备后的贴面或全冠修复。虽然从材料和工艺技术角度完全可以满足患者对牙齿最终形态和色彩的要求,但是牙体预备中磨除的牙体组织却再也无法恢复。这一先进行牙体预备,再用人工修复体恢复患牙的生理形态与功能的做法,实属当下无奈之举,期望未来的口腔修复技术更加完善,更能体现健康与美的高度统一。

第四节　形式美及其主要法则

一、形式美

中国现代美学家王国维先生说:"一切之美皆形式之美也。"

物体的自然形态,例如线条、色彩、形体、声音等,由于与人发生关系,才转化为形式美的要素。

色彩是人们认识世界的重要依据。由于人的生理和心理等原因,不同的色彩给人以不同的感受,例如红色温暖热烈、青色寒冷、白色纯洁等等。色彩可使人产生联想,例如绿色会使人想到森林和草原;蓝色可使人想到天空和海洋;黄色可使人想到晚霞或麦浪。在中国,色彩还具有象征意义,例如戏剧脸谱和衣饰上的主色调中,白色象征奸诈,红色象征刚烈,黑色象征正直,金色象征高贵、皇权,等等。对人的牙齿而言,白色是主色调(详见第四章色彩与比色)。

任何美的事物都有形体,而形体以线条为基础。各种不同的线条会给人不同的感受。普通人对线条和形体的特征都能有所察觉,而接受过训练的人,例如艺术家,则对它们非常敏感。敏锐的感觉是工艺大师的基本素养,培养学生对形式美的艺术感觉,也是我们编撰这本教材的初衷之一。

二、形式美的主要法则

形式美法则是人们在审美活动中概括现实中许多美的形式总结出来的。各种形式美的要素,只有按照一定的规律组合,才会具有特定的审美特性。人们在各个领域运用这些法则,指导审美活动和美的创造。

1. 整齐一律　又称"单纯齐一"。这是最简单的形式美法则。"单纯"是指各要素间没有明显差异,例如牙列中各颗牙齿的颜色。"齐一"是指同一形式连续出现,呈现一种整齐的美,例如整齐的秧苗、公园里同形等距的小灌木林等。对人的牙齿而言,前牙排列成整齐的弧线,切端形成一条近似的直线,就是这一法则的体现。如果牙齿排列不齐、里出外进、高低不平或牙列稀疏,人们就会觉得这种牙齿不美观。

在我国最早的诗歌总集《诗经》中,赞美卫庄公夫人庄姜的牙齿之美,用的就是"齿如瓠犀"这样的词句。瓠犀是指瓠瓜的籽,因其洁白整齐,常用来比喻美丽的牙齿。后来的"齿如编贝",意同前述。可见我们的古人早就认识了整齐一律在牙齿审美上的重要意义。

有口腔修复科医师在观察分析治疗前后的病例模型时发现,那些拟缩小前牙牙弓以解决牙颌前突的患者,对修复治疗效果非常满意,但是实际上牙弓并没有缩小多少,只是牙齿排列较之前整齐,牙弓弧线更圆滑流畅罢了。可见整齐一律这一规律的价值。

2. 对称与均衡　对称,是指以一条线为轴,两侧结构或要素均等分布。

结构对称是大自然中动植物常见的特征(图1-1),人的容貌、牙列的形态也是如此。需要指出的是,对称只有与比例、和谐等其他要素相结合,才具有审美价值。面颊部、牙槽骨的肥大或萎缩固然对称,但是同样属于畸形。

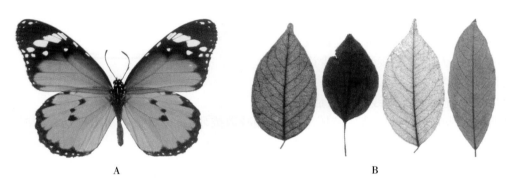

图1-1　动植物结构的对称

A.动物　B.植物

面部结构、牙列的对称性是相对的,这种相对性有两方面含义。

(1)量的相对性:世界上没有绝对对称的个体,为区分不同程度的不对称,有日本学者提出了非对称率的概念。

$$非对称率\ Q=\frac{G-K}{G}\times100\%$$

G 左右结构距中线较大值,K 左右结构距中线较小值(图1-2)。

王兴等学者关于中国美貌人群结构研究的结果显示,美貌人群的平均非对称率均在 10% 以内。据此可以设定,非对称率在 10% 以内者,可视为对称。这对于前牙修复、两侧间隙不对称时的牙齿设计,有一定参考价值。

(2)质的相对性:在人基本对称的面部结构中,局部的非对称性不仅被容许,一定条件下还可因其彰显个性而具有美学意义。众所周知的"美人痣"就是一例。部分爱美人士在前牙唇面粘接一颗亮晶晶的装饰物,也可划归不对称美的范畴。

(3)中切牙优势原则:在前牙修复的病例中,间隙左右完全对称的是极少数,绝大部人都有不同程度的不对称。如何巧妙地

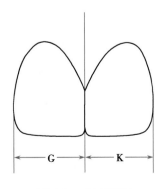

图1-2　非对称率

利用有限间隙,制作出修复后看似对称的修复体? 办法之一就是将上颌中切牙优先安排,使其充分满足对称要求。由于上颌2个中切牙处于牙列审美的最中心位置,且唇面弧形与观察者视线几近垂直,所以,上颌中切牙占据了整个前牙审美的绝对优势位置。当2个上颌中切牙修复对称时,其余牙的不对称问题就不显得突出,再加上侧切牙、尖牙处于中线侧方位置,较易利用人视觉上的误差掩盖掉不对称的事实。

均衡是对称的变体,它指的是中轴两侧结构要素不必完全相同,只需在量的感觉上大致相当即可。均衡的形式同样给人以平衡稳定的感觉(图1-3)。

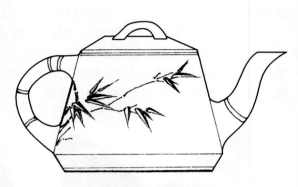

图1-3 均衡的形式

（4）对称轴偏移与成角问题:判断面部结构是否对称的中线(对称轴)并不是结构本身的线条,而是由眉间点,鼻尖点,上、下唇中点,以及颏中点人为相连而成。临床实践发现,人们容易接受中线少许的左右偏移,下颌牙弓尤其如此。但是如果上颌中切牙中缝与面部中线有轻微成角,就会对整个面部的平衡稳定造成破坏,例如单侧减数拔牙后,患者很容易出现这种情况;上𬪲架时模型位置不正,排牙时也会出现这种错误(图1-4)。

3. 比例与和谐 比例是指事物局部与整体、局部与局部之间量的相对关系。一定的比例关系可以产生美感,人们对这一事实的观察和研究可以说是由来已久。中国古代画论《写像秘诀》中,描述面部五官比例为"三停五配",现在一般称为"三停五眼"(图1-5)。古希腊哲学家、数学家毕达哥拉斯将一木棒按不同比例多次比较后分析发现,木棒的短段与长段之比为1:1.618≈0.618时最美。后来,古希腊美学家柏拉图把此比例称为"黄金分割比"。欧

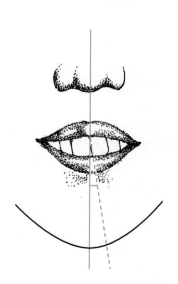

图1-4 中缝与中线成角

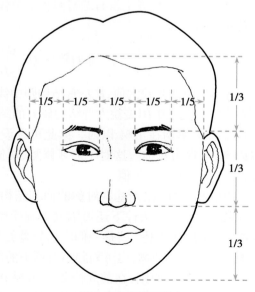

图1-5 三停五眼

洲人将黄金分割比广泛应用于建筑、生产和生活各个领域。例如,有人测量雕塑《米洛斯的维纳斯》发现,头顶至肚脐:肚脐至脚底=1:1.618。现代生理学还发现,凡是美的形象刺激得到的脑电波多为 β 波,而 β 波高、低频的比值近似 0.618。

国内也有不少学者认为,国人的身材、面部结构、牙齿和牙弓各项数据间存在黄金比例关系。我国学者殷新民报告,上颌前牙总宽度:瞳孔间距:外眦间距=$1:\sqrt{2}:2$,临床修复确定上颌前牙总宽度时,外眦间距的 1/2 可作参考。

Nakajima 报告 7 名美貌女性的测量结果,以瞳孔大小为基数,从水平和垂直方向测量鼻、唇、眼及面部各位置,存在 $\sqrt{2}$ 规律。

需要指出的是,虽然美的比例客观存在,但是不能把这些比例数据绝对化。同样是东方女性,日本 Nakajima 测量 7 例美貌女性,以瞳孔水平宽度为基准,面部各部比例接近 $\sqrt{2}$ 及其幂系列;而作者用同样的方法测量王兴选择的中国美貌女性,得到的结果却是 1.5。

再以雕塑《米洛斯的维纳斯》为例,不少学者都以其身体各部高度测量数据来说明黄金分割比在人体审美上的意义,但是如果测量其胸围、腰围和臀围,并将其按比例缩小成身高为 160cm 的女性人体,则显得肥胖臃肿。

和谐则较比例更高一个层次,其内涵不仅包括一定的美的比例,还包含局部与整体、局部与局部之间,从色彩到形式存在广泛意义上的相互关系。

概括起来,和谐有两种基本类型。

(1)调和:指的是多种非对立要素相互联系的统一。例如人面部的轮廓形态就是由诸多蛇形曲线构成的。这种曲线性质相近,形成调和的统一。如果其中一部分光滑的曲线变得不光滑、僵硬,那么就很不美,还有可能是某种疾病的指征。牙齿的颜色也是这样,牙冠、切缘、牙颈的颜色虽然不完全相同,却从明度和色度上相近,彼此均匀过渡,也形成调和统一。

(2)对比:是指相互对立的要素结合在一起形成的和谐。古希腊数学家斐安曾说:"和谐是杂多的统一,是不协调因素的协调。"与调和相比,对比的和谐更具有美的魅力。在人的容貌上,对比的要素首先是色彩,如牙齿的洁白与嘴唇的红润、黑色的瞳孔与白色的球结膜等等。这种红与白、黑与白的对比,正是容貌美中极富感染力的部分。这种对比一旦趋向调和,例如龋病、四环素牙、氟牙症、死髓变色牙等情况下,牙齿丧失了洁白的光泽,常导致人们对自身美产生遗憾,从而成为求医的动因。口唇鲜红的颜色更是生命力旺盛、局部血液循环丰富的标志之一。许多人认为唇红与皮肤自然形成的对比不够鲜明,所以不惜费力耗资,着意用唇膏去强化。

面部的线条也存在对比,最显著的就是面部中线与其他部位轮廓线的对比。如前文所述,面部的中线并不直接显示在皮肤上,而是由眉间点,鼻尖点,上、下唇中点及颏中点相连而成。这条无形的线在容貌视觉上有很重要的审美价值,就算是上颌中切牙中缝与中线轻微成角,也往往令人无法忍受,更不必说不对称畸形、鼻歪斜等情况了。

以上主要讨论的是形式美的规律。需要强调的是,形式美的主要法则只能是技师和口腔医师认识并创造容貌美的参考,不能成为僵化的教条,束缚技师在工艺实践中创造性的发挥。除此之外,形式美的主要法则着重于形式,而人的容貌美还必须与功能的协调、局部及全身的内在健康相结合。不美的外形常与不健康的功能相关,相对应的,异常的功能不但不能充分显示形式之美,而且有可能导致修复失败。

第五节　容貌美与人类的进化

许多上、下颌牙弓或颌骨前突的患者，牙齿并无形态或颜色的异常，牙的排列也很整齐，上、下颌牙咬合功能也正常。为什么这些患者会感到自身不美，求医治疗的意愿十分强烈，以至于口腔医师把舌/腭向收缩牙弓的要求直接写在修复设计单上呢？

这要从人类进化的历史说起。

众所周知，猿人的颌骨较现代人明显前突，额部相对比较低平，而颏部这一现代人类面部形态的重要标志，在猿人身上并不明显。随着人类进化到直立行走，身体和头部的重心发生偏移，颅骨因脑的增大而扩大，颌骨退化缩小。

火的使用，使人类的食物由粗糙变得细软，咀嚼器官功能刺激日趋减弱，咀嚼器官逐渐退化。但是组成咀嚼器官的各部分的退化速率并不一致，肌肉最先，颌骨次之，牙齿最后。研究发现，现代人下颌切牙区的下颌骨宽度比猿人减少30%，而牙齿体积仅减少3%~10%。与此同时，现代人的社会实践又使舌和口周肌肉有一定程度的进化，丰富而频繁的语言交流即是这种进化的动力之一。正是这种进化与退化的长期共同作用，才形成现代人的容貌。

颏部的形成与进化就是一个例证：单从咀嚼器官退化角度来考虑，颏部的形成并无功能意义。但是一定深度的颏唇沟可以显示清晰的颏部轮廓，这是现代人，特别是美貌人群面下1/3结构的重要特征之一。最有可能的解释是，口周肌群的进化与颌骨的退化共同作用，使面下1/3形态发生改变，改建后的形态作为一种生物学特征显现在现代人的面容上（图1-6，图1-7）。

返祖现象（atavism）是指生物出现了祖先的某些性状的遗传现象，例如颌骨前突、颏部后缩等，这些特征都与人体容貌美相对立。在审美判断上，不美的结论正是许多人迫切求医的原因。

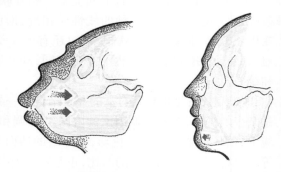

图1-6　现代人颌骨后缩，颏部形态清晰

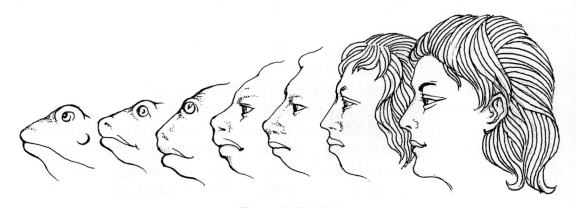

图1-7　颏部的进化

由于从人类进化的历史角度看,牙齿是属于退化器官的一部分,所以修复工艺中主张义齿选择宜小不宜大,避免在修复体上出现"大板牙"。这是为了顺应进化的趋势,同时也满足容貌审美的要求。

颌骨前突不美,颌骨后缩也未必美,颏部突度更是如此。这里的"度"是关键。美貌人群与普通人相比,美貌人群的测量数据呈现出更加稳定和集中的趋势,多项均值的标准差都比较小。这说明面部结构的审美标准有着客观的数量范围,也提示美貌人群是正常人群中更加典型的一部分,印证了"美是典型"说法的合理性。

思考题

1. 什么是形式美法则?
2. 形式美的主要法则有哪些?
3. 什么是中切牙优势原则?
4. 和谐的基本类型有哪些?各有什么特征?

(王收年)

第二章　素描与牙体牙列形态

第一节　素描概述

一、什么是素描

素描是人类最古老的平面造型方式,是一切图画之母(图 2-1)。

1. 素描是与色彩绘画相对而言的概念,"素"就是单色,用单色的线条或块面来塑造形象的绘画就是"素描"。

2. 素描是所有造型艺术的基本功。

3. 素描可以按表现手法分类,以线条为主要表现手段的称为"结构素描"(图 2-2),以明暗为主要表现手段的称为"明暗素描"(图 2-3),将二者综合使用的称为"线面结合素描"(图 2-4)。

二、口腔科技师学习素描的目的

1. 培养、提高对客观对象的感知能力　"感"即感觉,"知"即认识,"感知"是对观察对象的理解和分析。素描表现的不只是形体本身,更是对形体的认识、观察。有人认为素描画不好,是"手艺""技巧"不行,这是一种误解。学习素描,既要练手,更要练眼的观察能力,练脑的概括、分析能力。

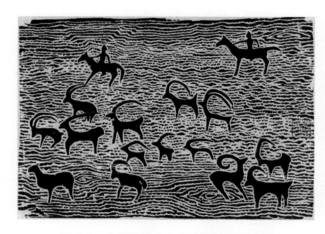

图 2-1　古代岩画中人和动物的平面造型

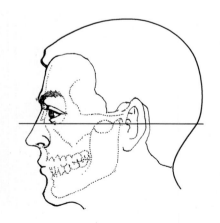

图 2-2　结构素描

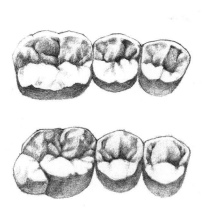

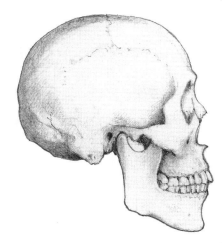

图 2-3　明暗素描　　　　　　　　　　　图 2-4　线面结合素描

以我们口腔修复工艺接触最多的牙齿为例,想要画好一颗牙,无论重在线条结构,还是重在明暗光影,最重要的是理解牙齿的基本解剖形态,牙冠、牙颈、牙根的关系,牙冠表面牙尖、窝、沟、嵴的走向与功能。感觉到的东西未必能很好地理解它,而理解的东西才能更好地感觉它。

2. 提高造型能力

（1）树立体积观念,掌握描绘立体形态的方法和技能。一切客观世界的物体,都具有包括高度（长度）、宽度、厚度（深度）在内的三度空间（也叫三维空间）,表现为一定大小、形状的体积。素描就是在二维平面上塑造描绘对象的立体性和体积感。在训练中,我们应着重培养体积观念,学会从形体结构的体面关系上认识和表现对象。

（2）掌握正确的观察方法,提高对比例的准确判断力。任何一个物体,各部分都表现为一定的比例关系。要想正确判断物体比例,必须采用正确的观察方法。这种方法概括起来就是先从整体到局部,再从局部回到整体;先定大比例关系,后定小比例关系。

（3）掌握造型的法则和规律。如透视法则、局部与整体的统一法则等（参见第二节素描中的透视原理）。

我们可以将义齿制作视为有特定形态和色彩要求的雕塑作品,其制作的复杂性和功能性要求,实际上比一般的美术作品还要精密的多。在制作过程中,口腔科技师需要对义齿的形态、结构、明暗、质感,以及空间感有敏锐的洞察力。要做好这几点,就必须要求心、手、眼的高度配合。这种能力需要通过刻苦训练才能获得。口腔科技师可以通过学习素描来获得一定的造型能力。但是系统的专业素描训练对毫无美术基础的口腔科技师来说,不仅难度大,而且耗时较长。口腔工艺培训时间跨度太大,静物素描和头像素描对于口腔科技师的造型训练来说并不是非常必要,但是范本临摹对于造型训练又是非常重要的。目前,由于国内口腔修复工艺专业的学生一直沿用口腔医学生的教材,不能根据口腔科技师的培养目标进行训练,因此有必要为口腔科技师提供针对性和专业性更强的素描训练。

第二节 素描中的透视原理

一、什么是透视

透视,就是通过(假设的)透明平面去观察事物,"透而视之",从而研究物体在立体空间中的形态变化。

想要在平面的纸上表现出富有空间立体感的事物,最简单的办法就是站在窗前,固定人的眼睛的位置,隔着透明的玻璃,将人所见到的景物形状描绘在玻璃上(图2-5)。其实,透视是现实生活中无处不在的一种现象,它一直伴随着我们的眼睛,我们从小就习惯了,所以并不感到奇怪。例如,电杆本来一样高,但是在路上看起来却是近高远低;同样型号的车本是一样大小,路上看却是近大远小;火车轨道本是一样宽,但我们看起来却是向远处越来越窄,这就是透视现象(图2-6)。分析各种透视现象并研究在平面上如何表现它的规律的学问,就是透视学。

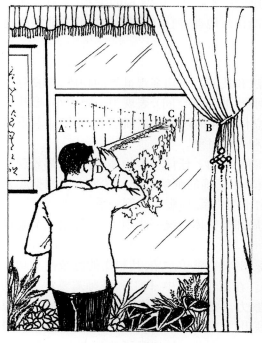

图2-5 透视的演示
AB.视平线 C.心点 D.视点 CD.视中线

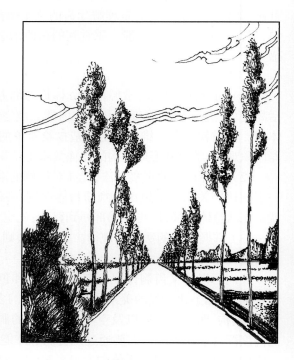

图2-6 透视现象
图示景物近高远低、近宽远窄

二、透视的基本术语

1. 视平线 与画者眼睛平行的水平线。
2. 心点 画者眼睛正对着视平线上的一点。

3. 视点　画者眼睛的位置。

4. 视中线　两只眼睛的对称线,画者所看方向的中心视线,与视平线垂直。

5. 消失点　与画面不平行的成角物体,其边线在透视中的延伸线与视平线的交点。想要让一幅作品看上去合理,重点就在于定消失点(图 2-7~图 2-9)。

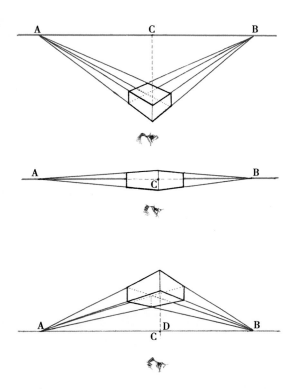

图 2-7　透视原理(1)
AB. 视平线　A、B. 消失点

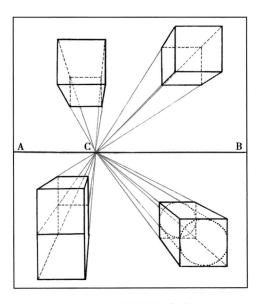

图 2-8　透视原理(2)
AB. 视平线　C. 心点(与 1 个消失点重合)

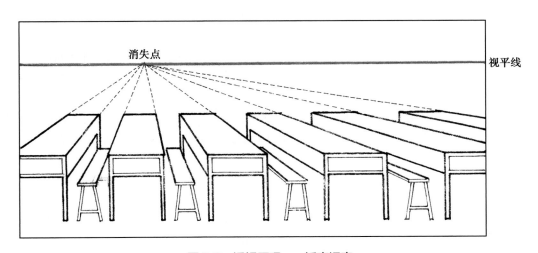

图 2-9　透视原理——近宽远窄

三、素描中的透视原理

素描中的透视原理包括近大远小、近高远低、近宽远窄。

1. 近大远小　等高的物体，离得近的看起来比较大，离得远的看起来很小。近大远小是视觉自然现象，正确利用这种特质，有利于表现物体的纵深感和体积感，从而在二维的画面上表现出三维的体积空间（图 2-10）。

2. 近高远低　等高的物体，离得近的看起来高一点，离得远的看起来低一点。

3. 近宽远窄　等宽的物体，离得近的看起来宽一点，离得远的看起来窄一点。例如教室的桌子在等宽的前提下，离我们最近的地方看起来最宽，随着视线的延伸，桌子看起来逐渐变窄（见图 2-9）。

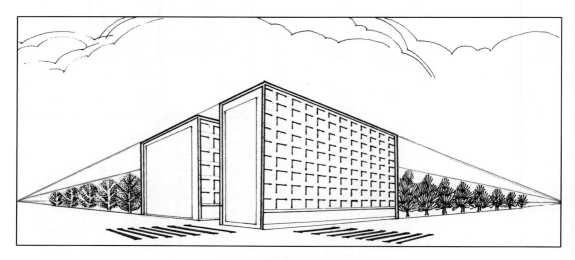

图 2-10　素描中的透视原理

图示 2 个消失点，近大远小，近高远低

第三节　明 暗 变 化

在素描中刻画对象的空间立体形态，方法有二：一是运用透视原理，准确把握体面关系和透视缩形，以期在平面上表现物体的体积和空间深度；二是以明暗色调为手段，刻画和塑造对象的空间体积、质感等特征。

明暗关系是物体在光的作用下产生的。众所周知，物体的体积是由不同方向的体面构成。不同方向的体面与光源形成不同的倾角，因而接受的光线量强弱不同，由此就形成了不同的明暗层次。

一、明暗变化的基本规律

物体因在空间占有的高度、宽度和深度而呈现立体性。光线照射后即产生三大面规律：受光线照射较充分的亮面、背光的暗面和介于亮面与暗面之间的灰面，又称黑、白、灰三面（图 2-11）。

一般而言,亮面色调变化简单,暗面色调含混,而灰面色调最为丰富。多数画家在素描画中都以灰为主调,正是由于灰调中含色阶较多(包括浅灰、中灰、暗浅灰、暗灰等等),各色阶之间差别微妙,蕴含十分丰富的表现力。

二、明暗变化的五大调

五大调指的是亮色调、中间色调、明暗交界线、反光、投影(图 2-12)。

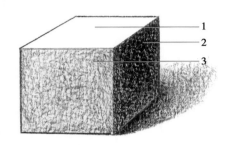

图 2-11　明暗变化的基本规律
1. 亮面　2. 暗面　3. 灰面

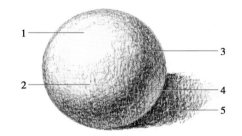

图 2-12　明暗变化的五大调
1. 高光　2. 中间色调　3. 明暗交界线　4. 反光　5. 投影

1. 亮色调　是光线直接照射的面,是对象中最亮的部分,其中受光焦点称为"高光"。高光面积较小,也不是所有物体都有高光。表面粗糙的不规则物体,例如粗糙牙石膏模型就可能没有高光。正因为这样,亮色调中的高光区才成为表现物体质感的重要手段。

2. 中间色调　物体受光线侧射的区域,位于亮色调与明暗交界线之间,也称"灰色调",该区域层次丰富,最具表现力,需要仔细刻画。

3. 明暗交界线　是物体受光部与背光部交接的地方,实际上并不是一条"线",而是一条有起伏转折的窄长体面。因为该区域既不受光线的直接照射,也不受环境反光的影响,是物体上颜色最重、明度最低的地方。

4. 反光　在物体背光部,邻近环境的反射光作用于物体暗面形成,一般反光的明度不应超过中间色调,应统一为暗面。

5. 投影　指的是光线被物体遮挡后,在其背光一侧形成的阴影。投影的形状与光源位置、物体形态和支持表面的起伏有关,距物体越近则投影边缘越实,越远则越虚。

口腔工艺技师学习素描,总体而言,是培养和提高对客观对象的感知能力。学习明暗变化的规律,是用在平面纸上表现立体对象的训练强化并提高对牙齿、牙列及其相关结构的感觉和认识,为以后在空间立体条件下塑造修复体打下良好的基础。

第四节　牙弓的形态与描绘

在了解基本的透视原理之后,我们可以开始着手练习。以牙体、牙弓为示范,用素描的方式描绘牙体、牙弓的形态。为了让口腔科技师快速掌握手绘义齿的能力,我们必须了解素描造型的两个方法:概括法、测量法。

一、概括法

　　无论要描绘哪种物体,都首先需要抓住物体的轮廓特征。有的物体奇形怪状,造型很复杂,有时候完全不知道如何下笔。这时概括法就是快速描绘物体外形的诀窍之一。

　　我们身边的各种物体都可以用一种或几种几何图形来概括它们的形态。例如,教室里的桌子、小汽车可以看作长方体,纯净水桶、啤酒瓶可以看作圆柱体,而地球则肯定是球体了。由此可见,几何图形可以帮助我们更好地理解物体的轮廓、形态。我们先来看看,如何用几何图形来绘画出物体的外轮廓(图 2-13)。

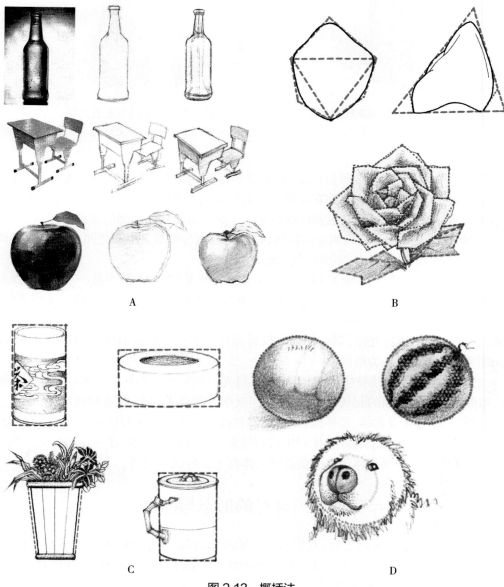

图2-13　概括法
A.概括不同外形　B.三角形和分解成三角形的物体　C.圆柱体　D.球体

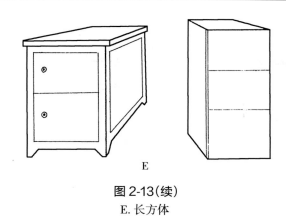

图 2-13(续)

E. 长方体

在概括好所画物体的几何形状后,就可以尝试下笔描绘。首先,用直线来画第一步。例如,当画一个圆形时,可以先画出一个正方形,再用四条斜线切除四个尖角。其次,用平滑的弧线勾画出圆的轮廓(图 2-14)。这就是素描的第一步——概括法绘画。

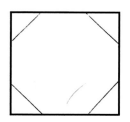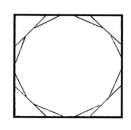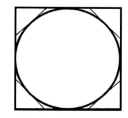

图 2-14 圆的画法

二、测量法

在学会概括法之后,可继续学习测量法。测量,顾名思义,就是测量一个物体的尺寸大小。但是,绘画时不可能测量所画物体的精确尺寸。那该如何去准确绘画出一个物体的外形呢? 这就用到了比例。绘画时可以用身边的一些物体作为测量的标尺,例如绘画用的铅笔。用铅笔统一测量一些物体的长、宽、高等细节的高低及大小,虽然这样不能将物体的尺寸精确到厘米,但是通过这种方法可以确定出物品的大概位置、外形和各部分的比例。当然,一两次尝试可能无法准确地测量出物体的比例,这时就需要技师反复练习,训练观察能力;在经过多次训练后,用测量法绘画任何物体,都可以将物体的大小比例准确画出来。

注意用铅笔等物体测量时,不要随意改变人与物体之间的距离。测量时拿起铅笔,将手臂伸直,不管测量哪个方向都不能改变坐或站的位置。测量过程中不要弯曲手臂。将铅笔当做量尺,从铅笔的笔尖开始计量,也就是如果笔尖的位置为零,用大拇指按压在物体长度结束的位置,那么铅笔的笔尖到大拇指边缘的长度就是量的长度(图 2-15)。

经过上面的学习,我们掌握了概括法和测量法。下面以照片中的牙弓为例,示范一下绘画步骤(图 2-16)。

第一步,概括上、下颌牙弓的形状。单个牙弓近似三角形,可以先用直线勾勒出牙弓的形状,找出整个立方体的中线。

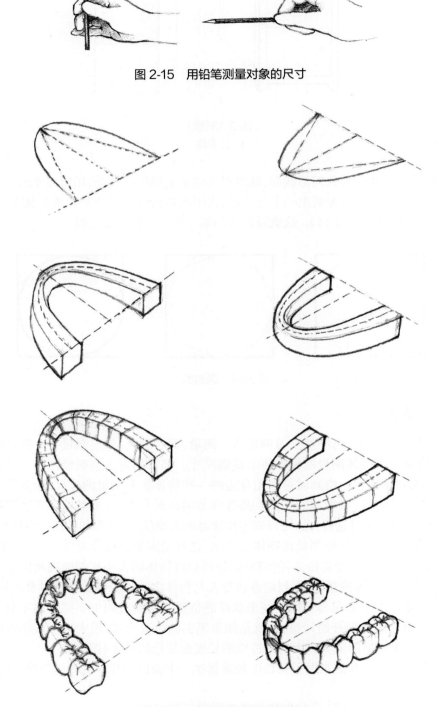

图 2-15 用铅笔测量对象的尺寸

图 2-16 牙弓的形态描绘步骤
左侧为上颌牙弓,右侧为下颌牙弓

第二步,用轮廓线勾勒出牙弓的大致形状。

第三步,通过测量法来确定长、宽、高的比例。

第四步,找出每颗牙齿的位置。

第五步,刻画牙齿细节,完成牙弓的绘画。

第五节　牙体的形态与描绘

以下颌第一磨牙为例,示范绘画步骤。第一步,概括下颌第一磨牙的形状。可将其牙冠形状看作正方体,牙根形状为圆柱体。要想画出下颌第一磨牙,可以使用正方体和圆柱体的透视方法。第二步,用测量法得出牙冠是由若干个大小牙尖组成的,首先画出牙齿的大概轮廓,然后画出牙冠和牙根的位置及各牙尖的大致形态。第三步,勾勒出牙齿的细节轮廓。第四步到第六步,画出黑、白、灰的色调关系,使牙齿更有立体感。在画牙齿的黑、白、灰色调关系时,应先找出牙齿最暗的地方,铺一层色调,从暗面入手,逐渐过渡。这里有一个小技巧,先找到牙齿的高光部分,将高光部分圈出来,在排线条时避开此处即可。下面分别以上、下颌切牙、尖牙、第一前磨牙、第一磨牙为例,示范绘画步骤,同学们可临摹掌握其形态和素描关系(图 2-17~图 2-20)。

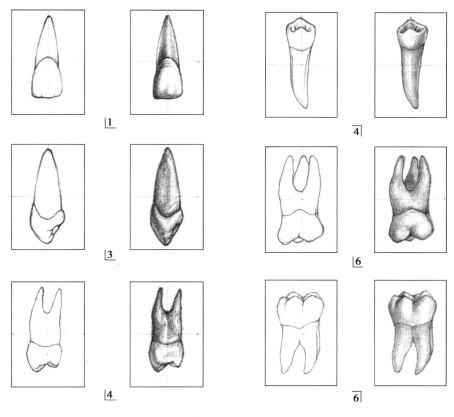

图 2-17　左侧上颌中切牙、尖牙、第一前磨牙的线条及明暗图

图 2-18　右侧下颌第一前磨牙,上、下颌第一磨牙的线条及明暗图

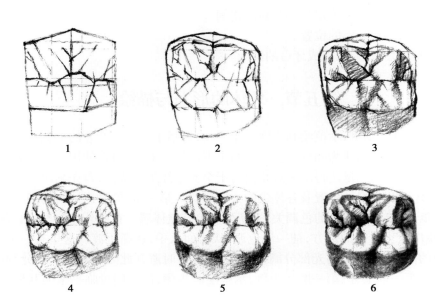

图 2-19　左侧上颌第一磨牙素描图

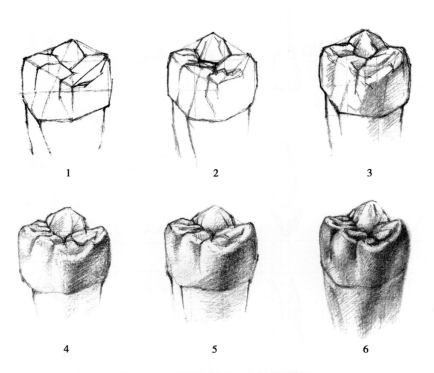

图 2-20　左侧下颌第一磨牙素描图

思考题

1. 口腔科技师学习素描的目的是什么？
2. 什么是素描中的透视原理？
3. 明暗变化的五大调是什么？

（王收年　吕　忻）

第三章　塑造理想美学的标准

　　天然牙的形态、颜色与排列千变万化。在工作中,口腔技师除了运用人工材料再现天然牙的功能,还要创造出理想的美学效果,通过治疗和修复来实现功能和美学的统一,不断地创造出以假乱真或颜色外形完美的修复体。这不仅得益于材料及数字化技术的飞速发展,更有赖于技师的精湛技艺。要达到这些要求,技师不仅要熟悉标准化美学修复流程,还要掌握天然牙齿的美学特点。本章将从牙齿的排列和位置、形态、颜色三方面介绍其标准和个性化的美学特征。

第一节　牙齿的排列和位置

　　微笑美学是面部容貌美最重要的标志。微笑时显露的牙齿排列、牙龈和唇齿关系,已经成为口腔美学最为重要的评价标准。因此,评估牙齿的位置和排列时,最为重要的是评估微笑及言语时面部与牙齿的位置关系。微笑美学评估,一般包括切缘平面、牙列中线、微笑曲线、牙列对称比例、切缘的位置、牙龈位置等。具有美学特征的微笑应该具有协调的唇齿关系、微笑曲线及颊廊间隙等软硬组织关系。

一、切缘平面

　　切缘平面与瞳孔连线平行一致。瞳孔连线是指穿过两瞳孔中心的一条假想连线,一般与水平面平行,是非常重要的参考平面。设计和制作牙齿时,常用瞳孔连线作为水平面的参考线。切缘平面一般与水平面平行,因此设计前牙切缘平面时常以瞳孔连线作为参照。这需要临床医师提供准确、详细的照片作为牙齿制作的依据(图 3-1)。

二、牙列中线

　　牙列中线是通过上颌中切牙近中邻面接触点的垂直线,常与面部中线一致(图

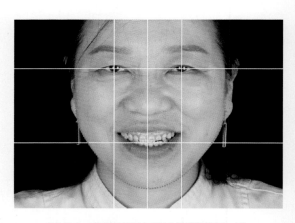

图 3-1　切缘平面与瞳孔连线平行一致

3-2)。由于下颌牙列被嘴唇遮挡,除非存在反𬌗等情况,否则通常下颌牙列中线的问题不会被注意到。而上颌牙列中线是大家最容易注意到的。牙列中线与面中线对齐一致是一种理想状态。一般来说,中线偏斜不超过 2mm 都是可以接受的范围。但是这个数值也常常存在

波动,会受到脸型、性别、年龄、牙齿咬合状况等很多因素的影响。有文献报道,大多数人更容易注意女性卵圆形面、尖形面的牙列中线发生偏移,而对女性方形面的中线偏移容忍度较高;但是在男性中线偏移不超过 1mm 时,年轻大众认为此时比牙列完全对称更有魅力。值得注意的是,有的人唇中线和面中线不一致,设计和制作时需要在唇中线和面中线之间取舍。从口腔修复学的角度看,中线略微不协调不会影响面部整体外观(图 3-3)。

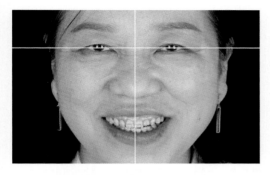

图 3-2　面部中线与牙列中线

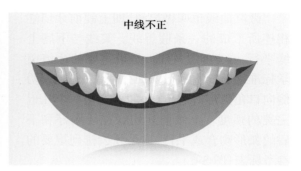

图 3-3　中线轻微不正

三、前牙对称与比例

牙齿美学中最重要的特征之一是对称,天然牙列充分体现了对称与平衡(图 3-4)。中线两侧的牙齿在三维空间对称排列,两侧的同名牙大小、形态和颜色一致。牙齿排列形成三条对称的曲线:前牙切缘与后牙中央沟的中位线;下颌前牙切缘与后牙颊尖相连的纵𬌗曲线;上颌同名后牙颊、舌尖相连的横𬌗曲线。这些对称的曲线在美学和功能上,均发挥极其重要的作用。

修复体的设计和制作应具有天然牙逼真和自然的美学效果,能突出患者个性化需求,因此牙齿的排列应参照年龄、性别、个性三大因素进行个性化的设计,如外翻、内翻、重叠式排列等。无论哪种排列方式,都应在追求对称和协调的同时,追求个性化修复的表现形式。

早在 1973 年,Lombardi 首次提及上颌前牙正面观的宽度比例与黄金分割比例一致。其后,Levin 对这一观点作了进一步的阐释,认为上颌尖牙、侧切牙与中切牙的宽度比例是 0.618 : 1 : 1.618(图 3-5)。

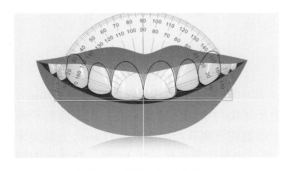

图 3-4　前牙的对称与平衡

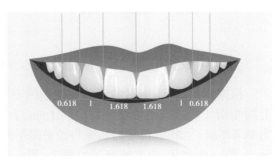

图 3-5　牙列的黄金分割比例

现在的观点认为,只有 17% 的天然牙列符合 0.618 的黄金分割比例,而大部分天然牙列的上颌前牙正面投影宽度比例为 66%~78%,当宽度比例为 70% 时最美观。

也就是说,正视一个人微笑所露出的牙列,由于牙弓弧度的转角对牙体的遮盖,从中线开始每颗牙近远中径都是前方牙齿的 70%,这样排列的牙齿微笑时会给人以愉悦的美感。

四、微笑曲线

微笑曲线也叫做笑线,即上颌前牙切端相连所形成的一条假想线。笑线与下唇上缘平行,自然向上弯曲,是最重要的牙齿美学标准之一。下唇微笑时弧线中央向下,两侧向口角弧形升起,这样的形态是一个几近完美的弧度。上颌前牙切缘连线刚好和下唇的弧形吻合或平行,这是牙齿排列重要的参考标志(图 3-6)。

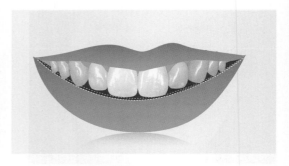

图 3-6　上颌前牙切缘连线与下唇的弧形吻合

理想的笑线,从前向后呈现为轻微突度的圆弧形。研究发现,女性的笑线比男性明显,女性的笑线多与下唇曲线重合,曲度较大;男性笑线多呈直线型,但是与下唇曲线协调。如果上颌前牙排成一个平面,笑线过于平直,甚至出现反向曲线,就会显得呆板、不和谐(图 3-7),而上颌前牙曲线过大,笑线过于明显,则会显得牙齿过长,过于突兀(图 3-8)。只有牙列的曲线与下唇曲线相匹配,上颌前牙切缘与后牙颊尖形成一逐渐上升曲线(即补偿曲线),视觉上笑容才会更和谐。

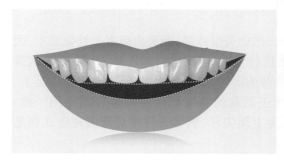

图 3-7　笑线过于平直

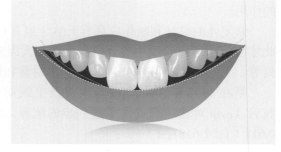

图 3-8　微笑曲线过大

五、切缘的位置

根据唇的高度、患者的年龄和性别的不同,上颌中切牙切缘在唇红缘下暴露约 2~4mm,上颌侧切牙切缘高于中切牙切缘约 1mm,上颌尖牙牙尖与中切牙切缘平齐。以上颌𬌗平面为参考平面,上颌中切牙的切缘与𬌗平面平齐,上颌侧切牙离开𬌗平面 0.3~1.0mm,上颌尖牙牙尖、第一前磨牙、第二前磨牙的颊尖,第一磨牙的近中颊尖等在𬌗平面上,第一磨牙远中颊尖、第二磨牙、第三磨牙分别离开𬌗平面,距离依次加大。

上颌中切牙的露唇度一般与性别、年龄有关,女性露唇度平均值(3.40mm)大于男性(1.91mm);年轻患者平均值(3.37mm)明显大于中年患者(1.26mm)(图3-9)。中老年患者增龄性的主要改变是人中至唇闭合处高度增加、肌肉下垂、组织萎缩,静态和微笑时切牙显露量减少,微笑和大笑时牙龈显露减少(图3-10)。

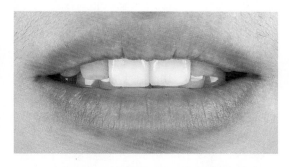

图3-9　年轻女性切牙明显可见

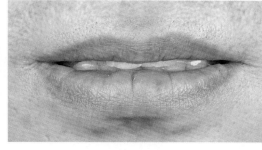

图3-10　中年男性切牙可见度降低

由于唇部肌肉是动态的,所以牙齿切缘的位置还可以通过发音来确定,一般可以通过患者发"M""E""S""F"等音节判断。

1."M"音　用于评价切牙长度及与下唇的位置关系。用于测量切牙中线和切牙的暴露量。

临床上嘱患者发"M"音,类似下颌姿势位(完全的下颌姿势位有可能无法观察到上颌切牙的切缘),上、下颌没有咬合接触,上、下嘴唇微微张开,可以见到上颌切牙的切1/3(图3-11)。

2."E"音　确定上颌切牙长度。一般来说,当年轻患者发"E"音的时候,上颌切牙几乎占据全部上、下唇间隙。如果过短,需要增加至间隙的80%以上(图3-12)。

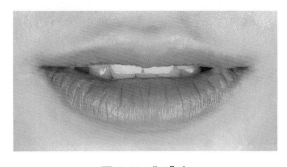

图3-11　"M"音

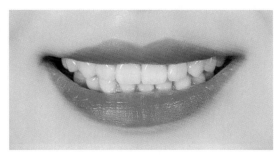

图3-12　"E"音

3."S"音　患者发"S"音时,下颌前伸,下颌切牙的切缘常轻轻擦过上颌切牙切缘(图3-13,图3-14),常用于对下颌运动轨迹进行评估。上颌切牙略伸长、轻微的上颌切牙舌倾或下颌前牙唇倾,都会影响发音的准确性。由于发"S"音时,上、下颌切牙应该达到最接近水平,但又不接触。因此,发"S"音是临床上确定适当垂直距离最常用的方法。如果患者发"S"音时,上、下颌牙弓之间有较大间隙,应考虑适当增加切牙长度或垂直距离(图3-15);如果前牙过长或垂直距离过高,发音时牙齿占据整个自由空间,"S"音就不易发出(图3-16)。

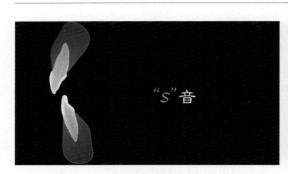

图 3-13　发"S"音前

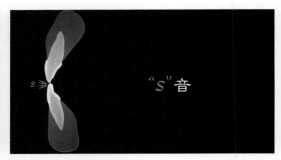

图 3-14　切缘相对,发"S"音

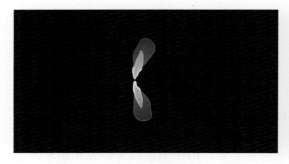

图 3-15　牙齿过短或垂直距离过低,影响发"S"音

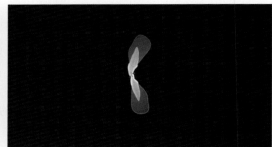

图 3-16　牙齿过长或垂直距离过高,影响发"S"音

4. "F"音　"F"音的正确发音是由上颌中切牙和下唇唇红缘轻轻接触所产生的,如果患者能够准确流畅地发音,就意味着上颌切牙长度和侧貌恢复适宜(图 3-17,图 3-18)。

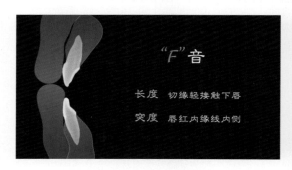

图 3-17　发"F"音前

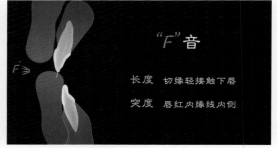

图 3-18　上颌中切牙和下唇唇红缘轻轻接触,发"F"音

一般发音时,切缘刚刚接触到下唇干湿交界线是适宜的。切牙切端的过短或过于唇倾、舌倾,都会直接影响到正确发音(图 3-19,图 3-20)。

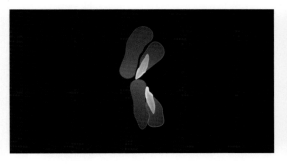

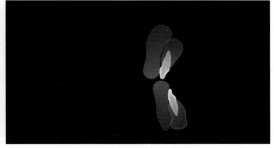

图 3-19　前牙过突,影响发音　　　　　　图 3-20　前牙过短,影响发音

六、牙龈的位置

理想微笑时,牙龈暴露应<3mm,龈缘连线与笑线协调。上颌中切牙的龈缘顶点应当与上颌尖牙的龈缘顶点在同一水平线上,而上颌侧切牙的龈缘顶点低于这条线大约 1mm,这样就形成高-低-高-低-高的节奏感。

唇部位置的高低可影响牙齿与牙龈的显露比例,从而得到不同的微笑效果。微笑效果可以分为低位微笑、中位微笑、高位微笑三类。

(一) 低位微笑

微笑时上颌前牙显露<75%,牙龈完全没有暴露的微笑位置,称为"低位微笑"(图 3-21)。低位微笑的露齿量比较少,即使人已经笑得比较开心了,但是依旧看起来没有太大的情绪起伏,也很难正确传达出笑意,虽然有的时候能够塑造出一种含蓄内敛的形象,但是也很容易看起来老成,被人误会性格冷漠。

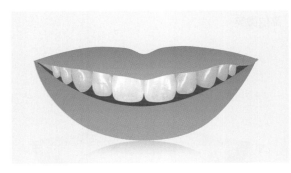

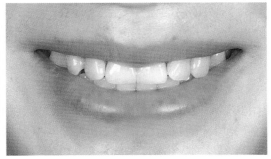

图 3-21　低位微笑

(二) 中位微笑

微笑时上颌前牙显露 75%~100%,牙龈乳头很少暴露的微笑位置,称为"中位微笑"(图 3-22)。中位微笑是牙齿领域中的"完美微笑",即上颌前牙弧线与下唇上缘平行,同时中心部分自然向下弯曲,牙齿与嘴唇呈月牙形。微笑时,中位笑线的人上颌前牙的暴露率应接近 100%,同时不暴露牙龈,给人一种温和自然的形象。

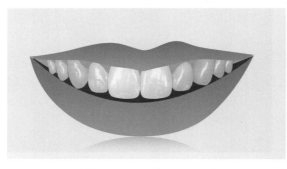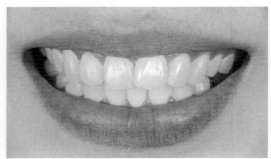

图 3-22 中位微笑

(三)高位微笑

微笑时上颌前牙显露 100%,牙龈暴露超过 3~4mm 的微笑位置,称为"高位微笑",又称"露龈笑"(图 3-23)。高位微笑最明显的问题在于笑得太"大",显露牙龈过多。这是很多人最不喜欢的一种微笑,常见于深覆盖、长面综合征人群,可通过正畸或牙周手术进行改善。

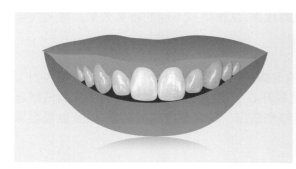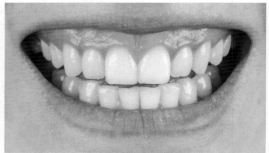

图 3-23 高位微笑

七、邻面接触点的位置

理想的上颌牙列中,前牙从中切牙到尖牙,其邻面接触区的位置逐渐偏向根方,其中 2 颗中切牙的接触区最大,中切牙间接触区的高度是中切牙高度的 50%;中切牙与侧切牙接触区的高度是中切牙高度的 40%;侧切牙与尖牙接触区高度是中切牙高度的 30%,切缘间隙也从近中到远中形成逐渐变大的外展隙(图 3-24)。

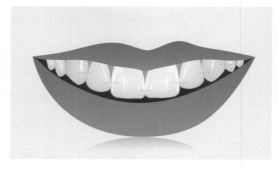

图 3-24 牙间接触点的位置

邻面接触区逐渐偏向根方,上颌中切牙的远中切角向远中龈向移行趋势,应与侧切牙的近中切角近中龈向移行趋势相接;侧切牙远中切角向远中龈向的移行趋势,应与尖牙近中缘和尖牙牙尖近中缘形成的点角相接。

八、牙齿的倾斜规律

牙齿的倾斜方向是口内最容易观察到的一个重要美学特征。由于功能的原因,牙齿不是垂直地排列在牙槽骨中,而是具有一定的倾斜方向与角度。牙齿的倾斜方向与咀嚼运动所产生的力的方向相适应,以便咀嚼力沿牙体长轴方向传导,这有利于保护和维持牙体及牙周组织的健康。牙齿的倾斜还使牙列中的各牙广泛而紧密地接触,增大直接发挥咀嚼食物作用的上、下颌牙齿的接触面积,避免咬伤唇、颊、舌,便于舌的运动;同时,还有利于支撑唇、颊,对保持面下 1/3 的形态起重要作用。根据 Andrews 的研究,牙齿向两个方向倾斜。

(一)近远中向的倾斜

从牙弓的唇侧或颊侧方向观察,前后牙具有不同的倾斜度,这种倾斜称为"近远中向倾斜"。一般以牙冠的倾斜方向表示牙长轴的倾斜方向,以牙长轴与垂线的交角,表示牙倾斜角度的大小。正常情况下,上颌中切牙较正或稍向近中倾斜,上颌尖牙略向近中倾斜,上颌侧切牙为上颌前牙中近中倾斜程度最大者;下颌切牙、尖牙的近远中倾斜程度均较小(图 3-25)。上、下颌前磨牙、第一磨牙在近远中方向上的倾斜度均相对较

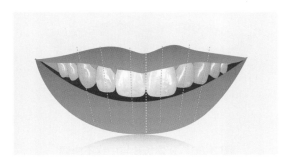

图 3-25　前牙近远中倾斜方向

小,牙长轴较正;上、下颌第二磨牙、第三磨牙向近中倾斜的程度依次增大。

(二)唇/颊舌向的倾斜

从牙弓的近中或远中方向观察(断面观),前后牙亦有不同的倾斜情况,这种倾斜称为"唇/颊舌向倾斜"。唇/颊舌向倾斜度是指以牙冠方向表示的牙体长轴相对于水平面的倾斜角度。一般来说,上、下颌切牙均向唇侧倾斜,与颌骨前端牙槽突的倾斜方向一致,下颌切牙的倾斜度较上颌切牙略小。上、下颌的尖牙、上颌前磨牙,以及上、下颌的第一磨牙相对较正,下颌前磨牙向舌侧倾斜明显,上颌第二磨牙、第三磨牙向颊侧倾斜,下颌第二磨牙、第三磨牙向舌侧倾斜。

在前牙美学区域,牙齿有一些个性化的倾斜,通常与患者性格和性别有关。例如,一侧中切牙颈部稍向舌侧,另一侧稍向唇侧,显得可爱自然,多见于女性;两侧中切牙远中面向唇侧扭转呈轻微外翻,显得强而有力,多见于男性;侧切牙小而不明显,与中切牙远中部分重叠或近中向唇侧扭转,能展现女性魅力;侧切牙近中面向舌侧扭转,则能展现男性气质;尖牙近中向唇侧扭转,牙齿向唇侧倾斜,能展示性格可爱俏皮;尖牙近中向舌侧扭转,牙齿向舌侧倾斜,给人感觉性格内敛沉稳。但是,无论牙齿是否个性化排列或倾斜,其角度与中线对称都极为关键。牙齿越靠近中线,对称性要求就越高,例如上颌中切牙的倾斜角度与牙体长轴不对称,可造成唇齿关系的不平衡感,带来一种不协调的美学效果(图 3-26)。

九、颊廊间隙

颊廊间隙又称颊旁间隙,是微笑时上颌牙列两侧口角与最后一颗可见牙的远中颊边缘之间的黑色区域,是评估动态微笑时横向唇齿关系的重要指标,也被称为"牙齿横向突度"

（图 3-27）。

　　2005 年，摩尔（Moore）等根据正面微笑时颊旁间隙占微笑宽度的比例，将微笑分为五类：①宽度微笑，颊旁间隙占微笑宽度的 2%；②中度-宽度微笑，颊旁间隙占微笑宽度的 10%；③中度微笑，颊旁间隙占微笑宽度的 15%；④中度-狭窄微笑，颊旁间隙占微笑宽度的 22%；⑤狭窄微笑，颊旁间隙占微笑宽度的 28%。如果颊廊间隙过大，就会显得笑容不够饱满，面容显老（图 3-28）；如果颊廊间隙过小，人笑得时候就会感觉"满嘴是牙"。因此设计修复体排列位置时，应考虑颊廊间隙的大小（图 3-29）。

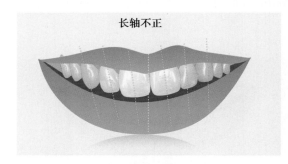

图 3-26　牙体长轴与中线不协调

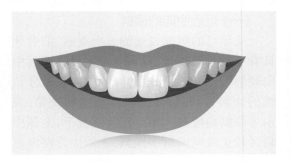

图 3-27　颊廊间隙适中

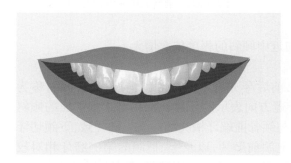

图 3-28　颊廊间隙过大

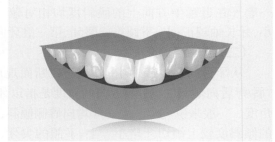

图 3-29　颊廊间隙过小

第二节　牙齿的形态

　　在本套教材中，《牙体形态与功能》已经详细介绍了每颗牙齿应具备的形态及其背后的功能，但是天然牙并非总是以标准的形态存在。从美学角度看，天然牙是充满变化的，需要通过外形轮廓、牙齿比例、表面结构等方面认识牙齿形态的个性化特征，深入了解牙齿独有的美学魅力。

一、外形轮廓

　　1909 年，Leon Williams 开始进行前牙形态的分类研究，并找到了在牙型、面型之间存在相关性的许多科学依据，发表了牙型、牙弓型、面型应协调一致的"牙形几何学说"。1956 年，Frush 和 Fisher 在此基础上提出了"牙因理论"，即牙齿的形态不应该只有三种基本外形，还应表现出人的性别、年龄、性格三方面的基本特征。研究发展至今,我们在设计牙齿轮廓外形时,应参照患者的面型轮廓、年龄、性别、性格特点、微笑曲线、龈缘外形等,最终制作出符合患者特点的个性化修复体,达到与天然牙真假难分的程度。

（一）面型轮廓

牙齿的外形应与患者面型相协调。临床上一般根据颊线来确定面型特征,有方形面、卵圆形面、尖形面,与之相对应协调的上颌中切牙外形也有方圆形、卵圆形、尖圆形三种类型。

1. 方形面　方形面的脸型特点是两条颊线近似平行,额部较宽大,颏部方圆,下颌与颏部的交角明显。这种面型的中切牙形态一般是牙颈部宽而平,颈缘顶点不明显,唇面切1/3至切1/2处近远中缘几乎平行,唇面平坦,切缘较平直,切角近似直角（图3-30）。

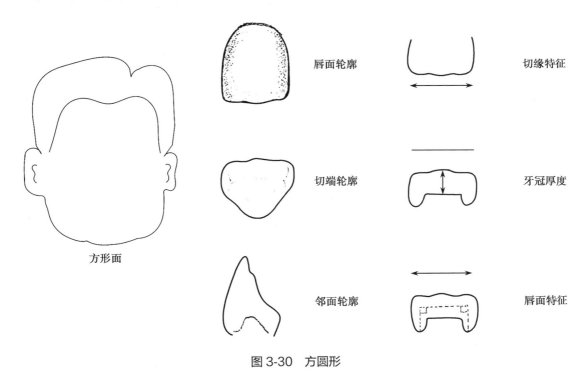

方形面　　唇面轮廓　　切缘特征

切端轮廓　　牙冠厚度

邻面轮廓　　唇面特征

图3-30　方圆形

2. 卵圆形面　卵圆形面的脸型特点是两条颊线自颧骨起下降,呈卵圆形,面型圆润,颏部略尖,下颌与额部交角呈圆曲线。这种面型的中切牙一般是牙颈部圆形,近中面微凸,远中面切1/2外凸,颈1/2逐渐移形变凹,唇面呈圆凸形,切缘有起伏,呈中间高、两边低的外形,近远中切角相对方圆形牙更加圆润（图3-31）。

3. 尖形面　尖形面的脸型特点是两条颊线自上而下的明显内聚,面型呈三角形,额部较窄。这种面型的中切牙一般是牙颈部较尖圆,近远中缘几乎呈直线聚向颈部,因此颈部和切端宽度相差较大,唇面凹,边缘较明显突起,近中切角较锐（图3-32）。

（二）年龄

年轻人的切牙初萌时,切端未经磨耗,可见切缘结节,切缘因此呈现出不规则的起伏,而随着年龄增长,牙釉质磨耗,牙冠会变得越来越短（图3-33）,同时切缘开始出现上颌向内上方、下颌向外下方的磨耗面（图3-34）。

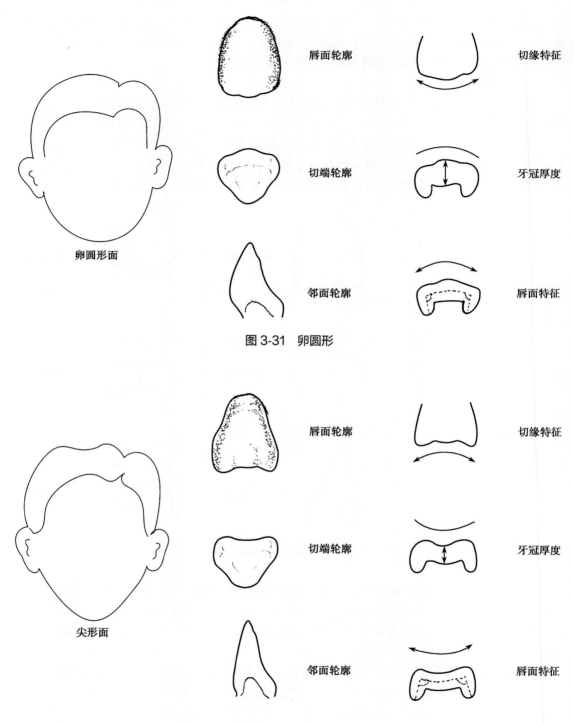

卵圆形面

唇面轮廓　　切缘特征

切端轮廓　　牙冠厚度

邻面轮廓　　唇面特征

图 3-31　卵圆形

尖形面

唇面轮廓　　切缘特征

切端轮廓　　牙冠厚度

邻面轮廓　　唇面特征

图 3-32　尖圆形

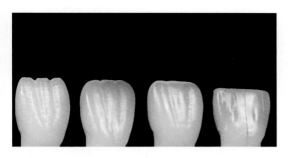

图 3-33　切缘随着年龄增长产生的变化

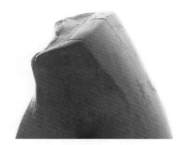

图 3-34　磨耗面

（三）性别

性别是一个囊括了生物、社会、心理等学科的综合概念。一方面,性别是指基于人类的男性、女性等生物特征的解剖学上的身体差异,即生理性别;另一方面,性别也指基于女性气质、男性气质,或者非二元气质的性别角色划分,即社会性别。也就是说,性别这一概念既有一定的生物学基础,也有复杂多样的社会学、心理学等人文社会科学基础,并非单纯的"男女二元"概念。因此,性别其实是与性格紧密结合起来的。社会上希望男性的特征主要表现为力量与刚毅;女性的特征主要表现为娴雅与温柔。性别的特点在中切牙轮廓上也可以体现:男性牙齿轮廓偏方圆形,由许多直线构成,直线的交角偏直角甚至锐角,体现出一种强硬直接的感觉(图 3-35);女性牙齿轮廓偏卵圆形,由许多曲线构成,点线角偏圆钝,体现出一种温柔平和的感觉(图 3-36)。男性的侧切牙略宽,与中切牙的差距相对较小,且牙颈部较宽,切端平直,整体形状更接近方形;女性侧切牙较窄小,牙颈部较窄,切缘近似由两个小斜线组成,形态偏圆,似尖牙。

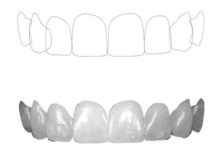

图 3-35　男性牙齿

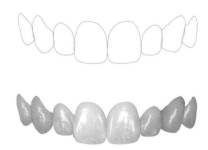

图 3-36　女性牙齿

（四）性格特点

在 20 世纪初,就有人提出牙齿外形轮廓与性格相协调的美学观点;如今,越来越多的人认同这种观点。牙齿具有体现一个人性格的视觉特点。

1. 柔和型　该型牙齿切牙的切缘较圆滑,无直角或锐角,近远中面的线条柔和,唇面呈圆弧形,切缘微微内收,尖牙短而圆钝,显得人比较温和内向(图 3-37)。

2. 刚硬型　该型牙齿切牙呈方圆形,近远中切角呈直角,切缘平直锐利,尖牙长而尖,显着性格外向强硬(图 3-38)。

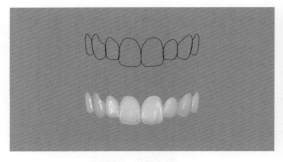
图 3-37 柔和型

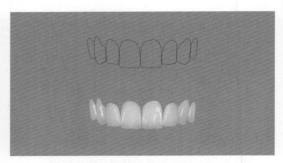
图 3-38 刚硬型

（五）微笑曲线

人们在微笑时口角上扬,使得下唇缘线从中线向后逐渐提高。一般年轻人微笑曲线弯曲程度大,牙齿切缘有明显高低错落,为了保持每颗牙齿切缘和牙尖构成的切缘曲线的连续性,切角应圆钝,尤其是落差较大的远中切角,切缘形状应有起伏,让微笑曲线更为协调自然(图 3-39)。老年人随着年龄的增长,面部表情肌肉张力下降,微笑曲线趋于平直,牙齿切缘也随之磨耗,切缘之间几乎没有落差,位于一个平面。此时切缘的切角应尖锐,近远中切角区别很小,切缘形状也较为平直(图 3-40)。

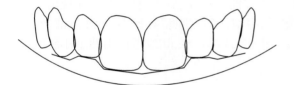
图 3-39 年轻人的切缘曲线

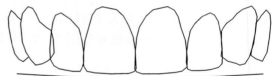
图 3-40 老年人的切缘曲线

（六）龈缘外形

由于牙齿龈缘的外形对应临床牙冠颈缘的外形,因此直接影响牙齿轮廓的外形。牙齿龈缘的弧度协调自然,同名牙齿龈缘弧度对称,侧切牙龈缘高度比其他牙低 1mm 左右。龈缘顶点多在牙冠中部略偏远中处,近中龈缘弧度较小,远中龈缘弧度较大。牙齿龈缘也是牙冠形成的起始点,颈缘的外形直接决定牙齿的轮廓特征。颈缘外形也分为方圆形、卵圆形和尖圆形(图 3-41)。

1. 方圆形 方圆形牙齿颈缘曲线较宽且平,颈缘顶点不明显,甚至会出现双顶点的外形。

2. 卵圆形 卵圆形牙齿颈缘曲线呈半圆形,颈缘顶点比较明显,位于牙体长轴偏远中处。

3. 尖圆形 尖圆形牙齿颈缘曲线呈尖形,龈缘顶点最为明显,位于牙齿长轴处微微偏远中的区域。

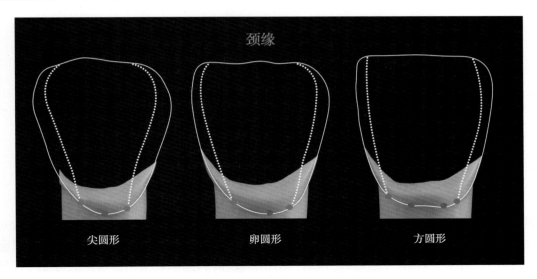

图 3-41　不同牙齿类型的颈缘形态

二、牙齿比例

无论是下颌姿势位、交谈,还是微笑状态,前牙的显露面积在美学中都具有优势地位,尤其是上颌中切牙。关于前牙美学的研究,大多针对上颌中切牙,其中最重要的就是上颌中切牙临床冠的长宽比例关系。

传统观点认为,上颌中切牙临床冠的长宽比例关系应该是 0.618 的黄金比例,但 0.618 的比例会使得牙齿看起来过于细长,在很多情况下并不合适。研究发现,长宽比例为 66%~80% 的上颌中切牙形态更为协调,其中 78% 的长宽比例美观度最好(图 3-42)。不同体型的人最佳长宽比例有差异,矮个子的人适合细长型的牙齿,也就是长宽比例大的牙齿,例如 70% 比例,可以使人显得高挑一些;高瘦的人群更适合宽方些的牙齿,也就是长宽比例小的牙齿,如 80% 的比例,可以使人显得匀称。

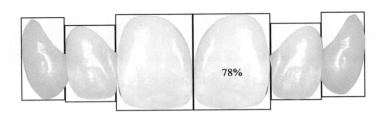

图 3-42　78% 的长宽比例美观度最好

三、表面结构

表面结构是牙齿表面的细节纹理特征,是体现天然牙质感的重要部分。按照表面结构的大小,可将其分为表面形态和表面纹理。表面形态是大而明显的表面特征,如发育沟等(图 3-43);表面纹理是小而细微的表面细节结构,如表面横纹等(图 3-44)。表面结构犹如手上的

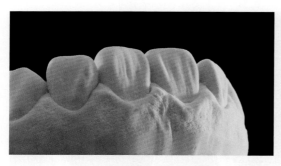

图 3-43 表面发育沟特征

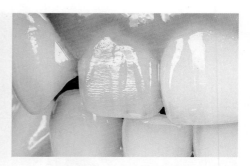

图 3-44 表面横纹特征

指纹,每颗牙齿的表面结构都是独一无二的。一般情况下,口腔处于暗环境时,表面结构对牙齿的美观影响较小;但是处于明亮环境,或者有强光照射到牙齿表面时,光的反射效果会对牙齿形态的美学效果产生较大的影响。制作修复体时,如果表面结构模拟的特征与天然牙存在差异,会让美学效果大打折扣。

表面结构通常和年龄有关(图 3-45)。

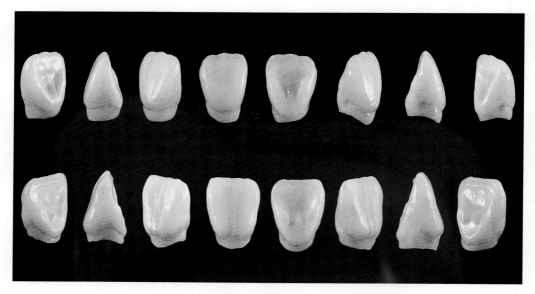

图 3-45 年轻人与老年人的各个面牙齿纹理特征

年轻人的牙齿往往由于没有磨耗,具有明显的表面结构,例如窄而明显的发育沟形态,即纵行表面结构;有时在纵行表面结构基础上还有显著的横向纹理,在光线的照射下根据表面形态呈现出不同的形态特征(图 3-46)。

中年人的牙齿在各种功能运动中表面与唇、颊、舌等发生摩擦,从而产生磨耗面。由于牙齿的矿化程度不同,造成的磨耗程度也不同。牙齿表面会呈现出既有浅而宽的纵行发育沟,又有大而宽的水平向不明显的表面纹理,颈 1/3 处经常出现牙齿受力疲劳造成的明显横向沟纹(图 3-47)。

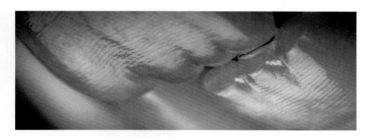

图 3-46 年轻人牙齿的表面纹理

老年人的牙齿随着时间的流逝,牙釉质因磨耗而变得更薄,牙齿表面结构被磨平,变成完全光滑的表面,同时由于牙釉质结构变薄,在牙齿表面产生了细微的纵向裂纹(图 3-48)。表面结构还可以影响牙齿的颜色表现,光滑的表面结构可以增加牙齿的透明度,降低亮度;而粗糙的表面结构可以增加漫反射,增加亮度的同时降低了透明度。因此,同样的颜色、不同的牙齿表面结构会导致修复体颜色、半透明性和外观的显著差别。

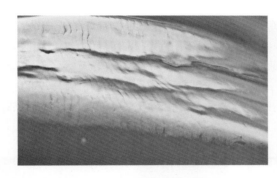

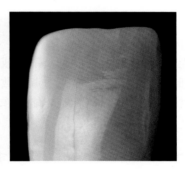

图 3-47 中年人牙齿的表面纹理　　　图 3-48 老年人牙齿的表面纹理

第三节　牙齿的颜色

天然牙的颜色由牙釉质、牙本质、牙骨质、牙髓、牙龈组织之间的关系,以及光的反射、折射和透射的过程所确定,其中牙釉质和牙本质是最重要的影响因素。牙本质自身的结构和颜色决定牙齿的基础颜色,而牙釉质的厚度变化和半透明性决定了牙齿的明度及个性化颜色特征。

一、牙本质的颜色

牙本质是构成牙齿的主体,位于牙釉质的内层,是牙齿中结构最丰富的组织,由无机物和管状结构组成,大约含有 30% 的有机物和水、70% 的无机物。用显微镜观察,可见到牙本质内有许多排列规则的细管,称为牙本质小管。光在牙本质小管处发生扩散,造成牙本质呈现不透明性,也决定了牙本质构成牙齿颜色的基础(图 3-49)。

（一）牙本质的基础颜色

牙本质的基础颜色构成了牙齿颜色的主体,也决定牙齿的色调和饱和度。牙本质一般为橙黄色,饱和度比较高。由于有机物的存在,以及大量有机物色素对紫外光谱的感光性,牙本质具有较高的荧光性。早在1911年,Stubel就观察到天然牙在紫外光照射下发出蓝色荧光。此后,对天然牙荧光性的研究越来越多。荧光是一种现象,当物体内部吸收光子能量,通常是短波,例如将肉眼看不见的紫外线转化并扩散为可见光谱。天然牙暴露在紫外光下会显示出荧光性,通常是蓝白色的色调。牙本质矿化程度越高,荧光性越低;反之,矿化程度越低,荧光性越高。因此牙齿脱矿后,荧光性会更高,而牙釉质作为一种高度矿化组织,荧光性非常低。

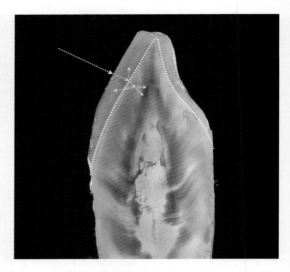

图3-49　光在牙本质小管处发生扩散

由于不仅自然光线中有紫外光成分,一些荧光灯、照相机闪光灯和娱乐场所的灯,即一些人工光源发出的光,也有紫外光成分,这就使处在有紫外光的特定环境下,没有及带有或弱或强的荧光效果的修复体与天然牙形成较明显的差别,因此不能和天然牙保持协调一致。材料厂商和技师们一直致力于天然牙的这一特性和口腔材料荧光性的研究,希望能制作出与天然牙在包括荧光发生的各种情况下都保持一致的修复体(图3-50,图3-51)。

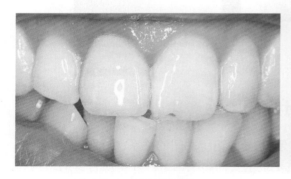

图3-50　11修复体在强光线下

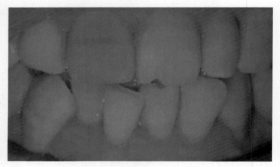

图3-51　11修复体荧光性很低

（二）牙本质特殊着色

牙本质的颜色本身是不均匀的,透过半透明且不均匀的牙釉质,表现在牙齿表面的颜色就更加多变。尤其在牙釉质较薄的颈部、牙釉质透明性高的切缘中1/3的部位,以及生长叶部位着色明显。另外,牙本质颜色也常存在异常,例如四环素牙(图3-52)。要完美再现这些特殊颜色,仅用瓷粉中基本的牙本质颜色往往不能达到理想的效果,需要使用特殊牙本质效果瓷来着重表现牙齿某区域的颜色。牙本质的着色类型多样,包括蛋白色、沙黄色、浅黄色、柠檬黄、浅橘色、橘色、浅褐色、褐色等(图3-53)。

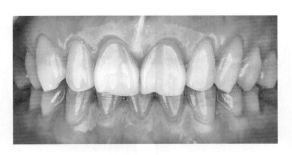

图 3-52 牙本质颜色呈现褐色的特殊着色

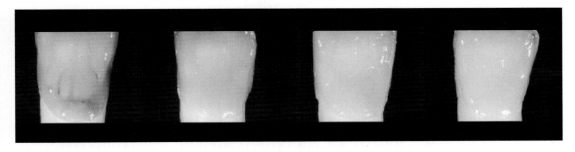

图 3-53 牙本质层的个性化牙颜色

二、牙釉质的颜色

牙釉质主要由无机物质构成,其中有羟基磷灰石晶体,少量的氟磷灰石及钠、钾、镁的碳酸盐等化学成分。牙釉质由细长的六棱柱状釉柱及其间质规则排列,所以十分致密。釉柱从牙釉质与牙本质的交界处向周围呈放射状走行。牙釉质具有半透明的特性。釉柱由无机物组成,透明度很高,而其间质有机物成分较多,透明度较低。这种结构使得牙釉质成为一种独特的透射、反射和吸收光线的复杂系统,使其具备独特的半透明性和乳光效应。

(一)半透明性

半透明性是半透明物体的一个重要光学参数,与颜色有本质的区别,但是二者之间又有紧密的联系。半透明性是除形态和颜色以外,对美学影响最大的一个因素。半透明物体允许一部分光线透过,在入射光不变的前提下,透射光增加,反射光则会减少;与同种颜色的不透明物体相比,半透明物体表现出更低的明度(图 3-54)。同时,由于半透明物体内部从不同层面均能反射光线到人眼,光线信息经过大脑整合呈现出颜色的"深度感",给人以富有层次的自然感觉(图 3-55)。

天然牙的半透明感主要来源于牙釉质的透明度。半透明性的牙釉质层使牙齿获得颜色的透视感,并会随着光线入射角度、观察角度和表面质地的变化而变化,赋予牙

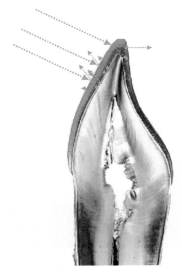

图 3-54 透射光增加,反射光减少

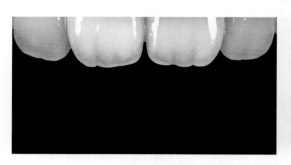

图 3-55　牙釉质层颜色的"深度感"

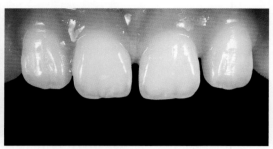

图 3-56　半透明性的牙釉质层使牙齿获得颜色的透视感

齿活力(图 3-56)。因此,修复体的层次非常重要,因为即便是同一颜色的瓷粉,牙本质瓷层和具有半透明性的牙釉质瓷层的厚度比例发生变化,最终修复体的颜色、半透明性、层次感也会出现显著不同。

基底材料对修复体的整体透光性也有重要的影响。由于对光线具有一定的透过性,全瓷类修复体与同样颜色的金瓷修复体相比,显示出较低的明度、丰富的层次和结构的深度感。全瓷修复体的整体半透明程度是由底层材料的性质决定的,基底材料可以体现出不同的透光性,长石质瓷和玻璃陶瓷材料可以表现出良好透光性,仅需要较小的空间就可以体现出结构的深度感;而氧化锆材料透光性偏低,需要更多的空间来重塑层次和深度感(图 3-57)。临床上应该根据天然牙的半透明性高低和基牙底色综合考虑,来选择不同透光度的全瓷基底材料,以获得修复体与天然牙颜色和半透明性的协调。

切端牙釉质形成的半透明性结构,对修复体的美学效果有着重要的影响。即便修复体颈部和中部基本色完全匹配,如果半透明性切端的颜色、通透程度、范围及分布与天然牙发生偏差,美学效果也将大打折扣(图 3-58)。这一部位也是修复制作中难度最大、技巧要求最高的环节,在牙齿白色美学中的重要性越来越受到人们的重视。

半透明性切端的颜色大致可分为中性灰、冷透的偏蓝紫色,以及暖透的琥珀色三种。通透区域形态和分布的个体间差异较大,即便是同一颗牙切端的不同部位的半透明特性也存在很大的区别(图 3-59)。曾有学者按照形态、颜色和透明程度对切端的半透明性进行分类,并制作出了比色板。特殊比色板可用于指导临床比色和修复体制作,是对切端个性化塑造有用的实体工具(图 3-60)。

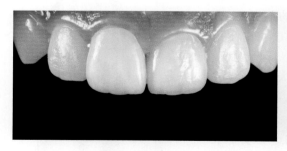

图 3-57　11 为氧化锆修复体,21 为玻璃陶瓷修复体,两者透光性有明显区别

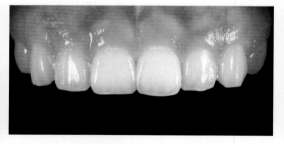

图 3-58　半透明性切端的颜色、通透程度

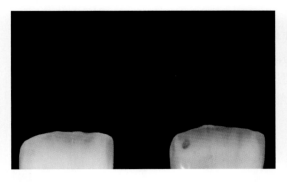

图 3-59 切端的半透明特性

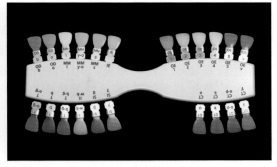

图 3-60 特殊比色板

　　牙齿的唇面轮廓、表面质地和光泽度等,也会影响修复体最终的颜色和半透明性。唇面轮廓决定了反射面的形态和有效反射面积,从而影响反射光量。平整的表面质地形成镜面反射,可以反射更多的光线,在修复体上会显得突兀;而不平整的表面则改变界面的透光和反光的性质,形成牙唇面特有的表面纹理。由于表面光泽度的一般规律是光滑表面的光反射率高于粗糙表面,反射出更多的光线,所以不透明物体,例如金属表面,光滑面的亮度高于粗糙面。但是半透明的牙齿,光滑表面的透光率也远远高于粗糙面,透过的光线越多,反射出的光线就越少,亮度反而越低。也就是该物体表面的粗糙程度、光学特性,直接影响到界面对光的反射/透射比,从而影响到物体的表面亮度(图 3-61)。

(二)乳光效应

　　乳光效应的产生,源于光的波动性所导致的牙釉质对入射光的选择性反射。牙釉质内羟基磷灰石晶体的尺寸,正好在可见光波长范围之内。对于波长小于牙釉质微观结构尺寸的蓝紫色光,可在羟基磷灰石晶体表面发生反射;而波长大于微观结构尺寸的黄红色光,会发生衍射而透过牙釉质结构。因此从唇面观察牙釉质会呈现略微发蓝的颜色,而从舌面观察同一部位则显示处橙黄的色调。这种从不同角度观察同一部位呈现出不同颜色的特性,称为"乳光效应"(图 3-62),常存在于牙釉质较厚的唇邻轴角、切端部位。在年轻、具有很高半透明性的恒牙上尤其明显。单纯采用牙釉质瓷,往往不能达到逼真的乳光效果;采用特殊的乳光效果瓷,可以构造出中性色、浅白色、浅蓝色乳光效果。

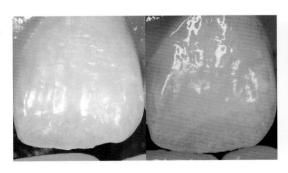

图 3-61 不同质地对光线的影响

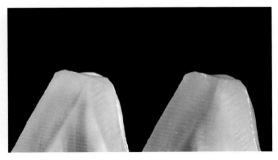

图 3-62 乳光效应

（三）个性化着色

牙釉质表面因为牙釉质发育不全、牙体缺损等原因造成原发性和继发性白垩色、褐色、橙红色、橙黄色等染色，以及珍珠光泽、牙釉质隐裂线继发染色等。牙釉质表面脱矿导致的白垩色斑在临床上最为常见，其出现的比例超过 80%。如果在修复制作时没有模拟这些个性化的染色和白垩色斑，那么修复体很难和天然牙达到颜色的统一。

白垩色斑按照分布范围可以局限于切端、牙颈部或布满牙面，按照程度可以分为薄而散在、不规则片状、规则条带状等情况。白垩色斑会增加入射光的反射量，导致牙齿的明度增加，半透明性下降。在对比基础色时，牙釉质个性化染色的存在可导致比色结果偏差。例如白垩色的影响会导致医师和患者选择明度偏高的牙色；而在基本色选择正确的情况下，如果不模拟表面白垩色表现，则牙齿的明度会显得不足（图 3-63）。

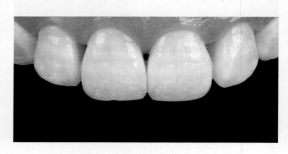

图 3-63　牙釉质表面的白垩色斑

思考题

1. 微笑美学评估的内容有哪些？
2. 什么是微笑曲线？理想的微笑曲线有哪些特点？
3. 切缘位置的设计有哪些参考点？
4. 牙齿外形轮廓的特征有哪些分类？
5. 牙齿颜色的特征有哪些？

（李　鑫）

第四章　色彩与比色

由于五彩缤纷的世界主要是靠人的视觉感受器来接受刺激的,所以本章先从人眼的视觉生理作一简单介绍。

第一节　视觉生理概述

一、眼球的结构与功能

(一)眼球的结构

人的眼球是一个精密的光学系统,根据功能的不同又分为折光和感光两部分。

1. 折光系统　由角膜、房水、虹膜、晶状体和玻璃体构成。光线通过瞳孔射入眼球后经过多个折光界面,最终落到视网膜上形成影像。瞳孔可根据外界光线强弱扩大或缩小,以控制进光量。晶状体可根据被视物体的远近调节焦距。在折光系统内,所有光线进入途经的结构应清晰透明、功能正常,才能保证成像清晰,例如晶状体发生混浊或屈光调节功能失常,就会使视网膜上的聚焦成像变得模糊、昏暗(图4-1)。

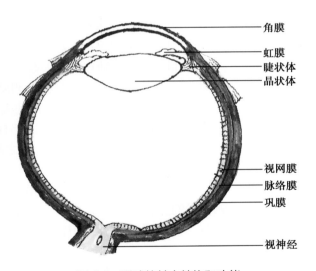

图4-1　眼球的基本结构和功能

角膜
虹膜
睫状体
晶状体

视网膜
脉络膜
巩膜

视神经

2. 感光系统　视网膜是眼球中的感光系统,上面有两种感光细胞:视杆细胞和视锥细胞(图4-2)。视杆细胞在视网膜上分布较广,数量较多(约12 000万个)。该细胞中的视紫红质能够在较暗光线照射时迅速分解为视蛋白和视黄醛,对色彩的明度变化较敏感,所以临床上比色确认明度时,观察者可在较暗光线下操作。视紫红质分解后产生的视蛋白和视黄醛,随后又重新合成视紫红质。在分解与合成过程中,视黄醛会被消耗,此时机体通常依靠维生素A来补充,如果维生素A缺乏,则因原料不足导致视紫红质不足,从而产生夜盲症。视锥细胞数量较少(约700万个),集中分布在视网膜中心区域,其中又分为三种不同类型:绿视锥细胞、蓝视锥细胞和红视锥细胞。三种细胞分别对三种波长光最敏感,它们对色调的辨识灵敏度较高,宜在较强光线下操作,如有缺陷可导致色弱或色盲。

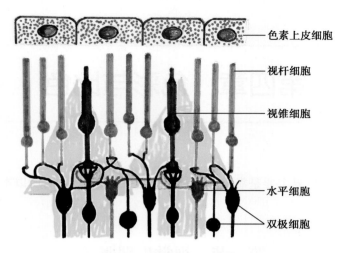

图 4-2　视网膜组织示意图

右侧标注（从上到下）：
色素上皮细胞
视杆细胞
视锥细胞
水平细胞
双极细胞

（二）视觉的形成

感光细胞在接受光线照射时产生兴奋,将神经冲动经视神经传导至中枢,中枢整合传入信号,对眼睛"看"到的形状、颜色作出判断,即成为我们对外部世界的印象。外界传入的光照强度大(能量大),视神经细胞兴奋度高,人就感觉较为光亮,色彩也较为鲜艳。反之,外界传入的光照强度弱(能量小),则神经细胞兴奋度低,人就感觉较为昏暗,色彩也较为暗淡。

视觉的形成与心理因素有关,不同线条、明暗、色彩、背景的组合可使同样的物体在大小、宽窄等方面有所不同。同样的景物,不同的人看到后产生的印象截然不同,这与人的关注点、当时情感、观景预期,以及文化背景不同都有关系,也可以说明心理因素对最终图像作出了筛选加工。这也是人的视觉系统与照相机之间的本质区别。

二、影响视觉的因素

（一）影响视觉的生理病理因素

1. 个体差异　研究发现,正常范围内的不同个体,看相同测试样品,视觉测量值存在一定差异。

2. 眼球折光系统病变　例如晶状体混浊造成白内障,角膜的弯曲弧度异常,或是屈光系统折射聚焦偏离视网膜导致散光、近视或远视。

3. 色觉缺陷　一些人辨认某些颜色的能力低于正常水平,称为色弱。一些个体辨认某种颜色的能力缺失,甚至完全不能辨别任何颜色而陷于黑白世界,称为色盲。色盲又分为先天性和后天性两类。先天性色盲多为红绿色盲,对于红绿辨色有障碍,后天性色盲则往往与外伤、青光眼等发生于视网膜、视神经的病变有关。

4. 年龄的影响　晶状体随年龄增长常有黄色素积聚,可降低对蓝色的敏感度,高龄患者常难以辨别白色和黄色之间的差异。

5. 疲劳　同时或连续观察多种颜色、在光线过强或过暗处观察,注视高亮度(尤其是橘红色、红色)物体后,可能会导致视觉器官、神经系统,甚至全身性的疲劳,表现为对色彩的感知、辨别能力下降。

（二）影响视觉的其他因素

1. 视觉暂留现象　电影中连续动态的画面，实际上是由一帧帧单独的静态图片构成。这是由于人眼观看事物时，眼和脑共同把看到的景象存储约 0.1 秒。如果图片更换的速度能达到 12 帧/秒甚至更多，就能产生图像"运动"的感觉，更换速度越快，运动越显得平滑自然。

2. 错觉　又称视错觉。

（1）与线条或几何形状有关的错觉：Fick 图形是最简单的例子（图 4-3），其中相互垂直的两条线段，长度完全相同，但人们总觉得垂直的一条较长。

（2）透视效果：外界物体因视线角度和距离影响到视网膜上的成像比例，这就形成了二维平面上的三维视觉效果，艺术创作中可以利用此规律去表现立体对象。

（3）与色彩有关的视错觉：心理活动对颜色认知的影响广泛而复杂，目前比较公认的有颜色适应、颜色对比、颜色的前进后退感、膨胀收缩感等。

（4）与心理预期有关的视错觉：有时图片看着像一个精美的杯子，一瞬间又像是相对的两个人面侧影（图 4-4）。两种形象会在观察者脑海里交替跳跃出现。此时如果观察者事先已经预期一种类型的形象，那么另一种就很有可能被忽视。

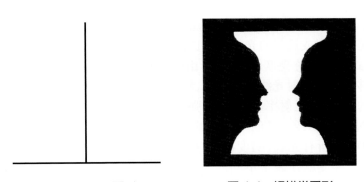

图 4-3　Fick 图形　　　　　　图 4-4　视错觉图形

以上种种，说明人"眼见"未必就"为实"，仍然存在许多变数。了解这些规律有助于技师提高观察能力，准确与他人交流，在许多情况下还可以利用这些规律来改善修复体的美学效果。

三、眼睛辨色能力的训练

自然界中物体的色彩总是互相影响，互相联系的。人在观看色彩时，任何时候都不能孤立地判断一个色块。例如，当人们孤立地看房子的一面白墙时，就会对白墙的偏向色把握不定，一会儿觉得偏黄，一会儿又觉得似乎偏绿。但是如果把一片白纸，或一块白布，或一个白鸡蛋放在白墙前面，那么就会很容易看出哪一个偏黄，哪一个偏绿。有了对比，就容易判断出正确的色彩偏向。同理，观看一颗牙的偏向色也是如此。

眼睛观看色彩时，要练就出一种一眼能看完整个取景范围和不断转动着看的功夫。眼睛对色彩的敏感时间只有 5~7 秒。当人快速、转动观察时，由于眼睛始终未聚焦到一点上，"形"是看不太清楚的，但是只有在看不清每个具体"形"的时候，色彩感觉才会鲜明地呈现出来。

色彩的准确性只能是相对的,并可能有一定的"宽容度",每个人对色彩的感受也可能有一定差异。在平时的训练中,以近似的色块进行对比观察,往往可以找出微妙而丰富的色彩变化。对于难以识别的色块,在这种情况下,唯一可靠的办法是把它与容易识别的色块一起对比观察。

第二节　天然牙齿的颜色

牙齿的颜色千差万别。有文献报道,需要800多种颜色才能全面地描述正常天然牙的各种颜色。在临床工作中,如何准确地捕捉和表达天然牙的颜色信息、指导技师进行烤瓷制作,是口腔医学界一直在探索的重要课题。只有了解色彩感知过程、真正理解色彩和各种表色体系的含义,再结合科学的比色系统、比色工具及比色方法,才能更好地完成这项工作。

一、色彩的三个属性

准确定位色彩,需要描述色相、明度、饱和度三个属性,这也是探讨比色中各种色彩问题的基础。

1. 色相(hue)　又称色调,是不同色彩之间彼此区分的本质特性,取决于光的主波长。物体的色相决定于反射或透射的光的主波长,牙齿的色相由牙齿表面反射光的主波长决定。

2. 明度(value)　又称亮度,是指色彩由明到暗的变化,取决于物体反射或透射光线的能力。物体能够反射或透射光线的比率高,物体的明度就高,反之明度就低。物体表面色的明度取决于光的反射率(反射率=反射光的强度/入射光的强度)。

明度可通过白色、灰色、黑色一系列的梯度变化来理解。白色可以将所有光线反射,明度最高;黑色吸收所有光线,明度最低;按照对光吸收和反射所占的比例将各种灰色分为若干梯度,这些梯度就代表了不同的明度(图4-5A)。各种色相都存在不同的明度梯度(图4-5B)。同色相、不同明度的颜色,可想象为在中间色里掺入黑色或白色所得到的效果,掺入白色减少光吸收,增加光反射,明度升高;掺入黑色增加光吸收,减少光反射或透射,明度降低。

3. 饱和度(saturation)　又称为彩度、浓度、纯度,指色彩的浓淡、纯净程度,即色彩的鲜艳或暗淡的性质。同色相、不同饱和度的颜色,可想象为把水逐渐加入到纯色的液体中,随着水的不断加入色彩浓度逐渐降低;同色相、同明度的颜色,饱和度的变化可想象为在纯色中加入同明度的灰色,由于没有改变反射光的主波长及反射率,因此色相、明度没有改变,只是饱和度逐渐降低,颜色越来越暗淡(图4-5C)。

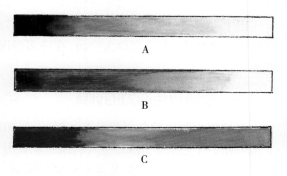

图4-5　色彩三属性
A.黑白灰的明度梯度　B.同色相、不同明度的颜色　C.同色相、同明度、不同饱和度的颜色

二、天然牙色彩特征

1. 牙齿的颜色是立体的色彩,不是平面的。牙齿本身是立体、三维的,这就决定了牙齿的颜色也必然是立体的颜色体现。牙齿在口腔环境背景下,受不同方向的光照射,随之产生光的反射、折射、散射和透射,最终形成的颜色也就比较复杂。

2. 牙齿的颜色是叠加牙釉质、牙本质、牙髓、牙骨质的颜色而成,越靠近牙齿表面的物质,其颜色显示越明显,这与美术色彩的平面、不透明有很大区别。

正因为牙齿的颜色是立体的数层叠加的结果,所以在制作仿真牙时,也要以立体的准确形态为基础,采取陶瓷材料分层堆塑的方式来复制天然牙的色彩,而不是用美术色彩平面铺涂的方式制作。

3. 牙齿的颜色色相范围很小,呈微黄色,在孟塞尔色彩系统(见第三节色彩系统)中只是很小的一部分,但它的色相变化却非常多。根据 Clark 的研究,牙齿的颜色多达 800 种,很显然,这增加了记录和复制牙齿颜色的难度。美术色彩采用的颜色也很多,但多为纯色(色相变化小),色相的范围也较大。

4. 牙齿的颜色有一定程度的透明、半透明效果,这是由牙体硬组织,特别是牙釉质本身的透明、半透明性质决定的。在仿真工艺制作时,也必须选择与这些牙体组织透光性能相近的材料。另外,染色的方法也能获得一定程度的半透明效果,但这只是在形态、材料无法满足需要时的补救措施,不宜作为常规应用。

5. 暴露在人们视野中的牙齿面积很小,但就在这小小的面积上,通常也会有几种更小的明度、色调、纯度不同的比色面积。因此,对口腔医师和技师的色彩识别能力要求很高。一般而言,天然牙近远中色彩变化较小,而牙颈部到切端的色彩变化明显,所以牙面颜色分区时,牙颈部到切端可分成三区(颈 1/3、中 1/3、切 1/3),最多再加上近中 1/3、中 1/3、远中 1/3 即可。

牙面分区过于细微,仿真效果并不一定就能大幅提高,原因有三点。

(1)面积过小则堆瓷难度加大,各个小面积间的过渡区域也增多,而人眼在观察审美对象时,凭借的是整体直觉,不是各个局部的理性分析。

(2)每个人的各个牙齿都可能有其个性,但大多数人审美时以求同心理占优势,所以牙列的整体效果是最重要的。少数患者提出个别的特殊要求可以特殊对待,不宜以色调烦琐的划分来满足个性需求。

(3)在色彩三要素中,牙齿的色彩以明度最为关键,其他二项只有在明度准确的前提下才有意义。为了仿真色相与饱和度而反复染色,有可能伤害到明度的准确程度,"越染越黑",不可不谨慎对待。

6. 牙釉质中有细小的微粒,它对光线的反射和折射形成牙齿的乳光。由于这些微粒只能反射短波光,因此形成偏蓝色的乳光效果,通常位于牙冠切 1/3。

第三节 色彩系统

通过学习色彩系统的结构原理,可以科学地理解各种颜色之间的关系,对比色产生重要的指导作用。常用的色彩系统包括孟塞尔色彩系统、L*a*b* 色彩系统等,各个色彩系统具有不同的特点。

1. 孟塞尔（Munsell）色彩系统　　该系统由美国艺术家 Munsell 于 1898 年发明，1905 年正式确立。孟塞尔色彩系统用 3 000 多张色卡组成色彩空间，直接表达色彩三要素，至今仍然是色彩学界广泛应用、指导视觉比色的表色体系。

孟塞尔色彩系统的色彩空间的垂直轴表示明度，最上为白色，最下为黑色，中间为一系列的中性灰色，同明度平面的颜色明度相同；每明度平面上，按照角度逐渐变化的是色相，其极坐标角度可以表示该位置的色相；色彩到垂直轴之间的距离代表的是饱和度，越靠近垂直轴饱和度越低，越靠近周边饱和度越高（图 4-6）。

2. $L^*a^*b^*$ 色彩系统　　1976 年由国际照明委员会（Commission Internationale de l'Eclairage，CIE）确认，用假想球形三维立体结构表示色彩，是用于仪器测色的色彩系统，可以测定连续、精确的色度值。L^* 轴（纵轴）代表明度，意义与孟塞尔色彩系统相同；色相、饱和度水平截面上利用假想的 a^*、b^* 轴表达，a^* 表示从绿（$-a^*$）到红（$+a^*$）的变化，b^* 表示从黄（$+b^*$）到蓝（$-b^*$）的变化（图 4-7）。

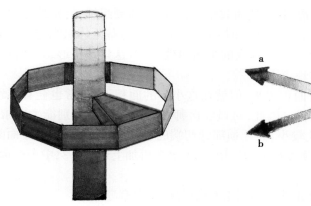

图 4-6　孟塞尔色彩系统的结构

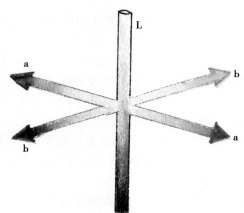

图 4-7　$L^*a^*b^*$ 色彩系统的结构

在 $L^*a^*b^*$ 色彩系统中，可以计算出两种色彩的色差 ΔE_{ab}^*。目前，包括口腔色彩学研究在内的学术界，都广泛采用 $L^*a^*b^*$ 色彩系统。但是也有很多文献认为，总色差 ΔE_{ab}^* 并不能准确地表达两种色彩给人带来的心理差距，在评价颜色差距时仅依据 ΔE_{ab}^* 并不完全科学。常用的色差计算方法如下。

$$\Delta L^* = L_1 - L_2$$
$$\Delta a^* = a_1^* - a_2^*$$
$$\Delta b^* = b_1^* - b_2^*$$
$$\Delta E_{ab}^* = (\Delta L^{*2} + \Delta a^{*2} + \Delta b^{*2})^{1/2}$$

第四节　比色条件与正确比色

由于感知色彩的三要素为光源、物体和人的感知系统，因此正确地感知色彩也需要从光源、物体和人的感知系统三个方面考虑。

一、光源

正确的比色对于光源的要求非常高,只有在具有适宜色温、足够显色指数、适宜照度的可见光源的照射下,才能正确地感知色彩。

1. 色温 环境光源的平均波长叫做色温。太阳光的色温为 5 500~6 500K,物体在太阳光源照射下所体现的颜色是最真实、最自然的。但是大部分人工光源的色温并不能保证在 5 500~6 500K。很多光源发出的光线,通过光谱分析就可以看到与太阳光的区别(图 4-8)。如果各种波长的可见光强度不平均、有多有少,某些波长的光成为优势光,那么就会由于光源不标准而造成辨色偏差。

2. 显色指数 除适宜的色温即光源的平均波长外,光源可以发射出各种波长的光而没有缺漏也是非常重要的。如果光源中本身就缺少某种颜色光的波长,那么物体就

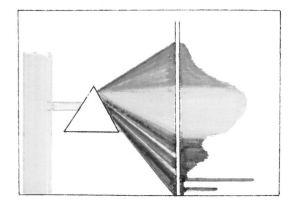

图 4-8 大部分人工光源的光谱分析与太阳光的光谱分析都有区别

不可能反射出这个波长的光,因此即使物体具有这种颜色,人也不可能感知到。显色指数(color rendering index,CRI)用来描述光源的这个性质,指光谱的完整性。CRI-100 表示光源涵盖了整个可见光和近紫外光的光谱。对于口腔比色,光源的 CRI 至少要达到 90~93。

3. 照度 光源的第三个重要因素是足够的光强,即照度。如果光强过弱,肉眼难以分辨物体的微细节,也难以辨别颜色(图 4-9)。对于口腔比色而言,适宜照度为 1 500lux。

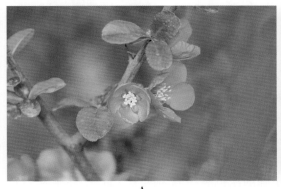
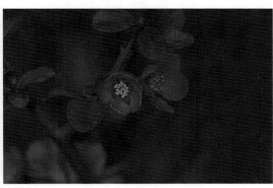

A   B

图 4-9 足够的光强下可以分辨细节和颜色;不足的光强难以分辨物体的细节和颜色
A. 光照强度充足 B. 光照强度不足

二、物体

物体要具有适宜对比的环境、足够的大小和足够的静止时间等条件。

物体所处的环境对比色有很大影响。过于接近、对比过小的环境可以使物体融于环境（图4-10），而过强的对比又会带来耀眼的感觉（图4-11）。这两种情况都会给辨色带来困难。

物体具有足够的大小，人在观察物体时就具有足够的视角，这对正确辨色也是非常重要的（图4-12）；而对运动的物体进行辨色是非常困难的（图4-13）。

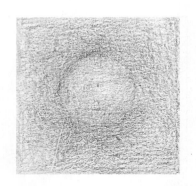
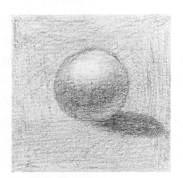

图4-10　过低的对比使物体融于环境

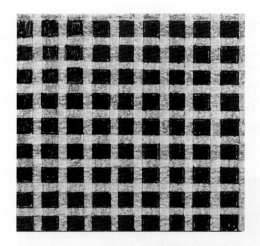

图4-11　过高的对比产生耀眼的感觉

图4-12　过小的物体会对辨色造成障碍

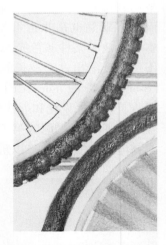

图4-13　运动的物体会加大辨色难度

三、正确的比色顺序

根据人眼中视杆细胞、视锥细胞的特点，正确的比色顺序分为两步。首先，在柔和的光线下对天然牙进行明度的判断；然后，在较高照度的光源下进行饱和度与色相的选择。这正是孟塞尔色彩系统推荐的比色顺序，也是目前临床上常用的 Vita 3D-Master 比色板推荐的比色顺序。

比色系统的选择　口腔临床一般用比色板以目测方式进行比色。因此，一个比色系统是否符合人感知系统的特点，是否与肉眼表色系统相协调，决定了比色系统的科学性。选择具有科学性的比色系统，更有利于医师对牙齿进行迅速、准确的比色。那么，哪种比色系统更科学呢？

Vita Classical 比色板是一种传统的 16 色比色板,首先按照色相分为 A、B、C、D 四组,其次每组再根据饱和度不同分为 1、2、3、3.5 四个等级。但是该比色板却没有考虑明度,其分级与明度没有关系,例如 A2、B2、C2、D2 的明度是完全不同的。因此采用这种比色系统很难在明度上得到相对准确的比色结果(图 4-14)。同时,其他品牌的大部分仿牙体比色板也都存在类似问题。而明度的差异,实际上在口腔内是最容易被察觉的,因此这些比色系统从色彩学原理上讲都不够科学,不利于人眼正确地辨别颜色。

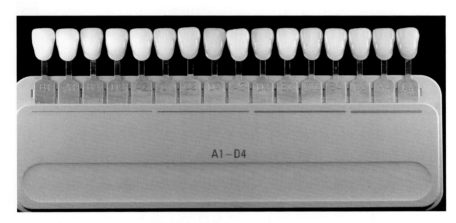

图 4-14　从明度角度观察传统 16 色的 Vita Classical 比色板

Vita 3D-Master 比色板与 Vita Classical 比色板及其他品牌的仿牙体比色板相比,不仅在数量、色彩分布上有变化,更是在色彩学原理上有了本质的变化。

Vita 3D-Master 比色板首先按照明度分为 1~5 组,然后每组再根据饱和度分为 1、1.5、2、2.5、3 等多个级别,最后再根据色相分为正常的 M、偏黄的 L 及偏红的 R 三组(图 4-15)。这种比色系统结构与肉眼比色的孟塞尔表色系统相协调,比色顺序也符合人的感知系统的特点。利用 Vita 3D-Master 比色板可以实现按照孟塞尔表色系统推荐的比色顺序进行比色,即先比明度,再比饱和度,最后确定色相。因此与其他比色系统相比,Vita 3D-Master 比色板是一种更科学的比色系统。

除了比色顺序外,评价一个比色系统是否科学的另一个重要因素是是否可以方便、相对准确地描述大量存在的中间色。因为任何一个比色系统内比色板的数量最多不超过 50 种颜色,这与牙齿实际可能具有的 800 多种颜色相比只是很小的部分。无论采用哪个系统的比色板比色,都会存在大量比色板上不存在的中间色,只有科学的比色系统才能够表达这些大量存在的中间色。

Vita Classical 比色板的色标分布及色标排序不合理,色标之间的间距也不相等,因此很难利用 Vita Classical 比色板判断、描述中间色,例如 A2 和 A3 混合并不能得到 A2.5。这不利于医师捕捉准确的颜色信息,更不利于医师传递准确颜色信息给技师。其他品牌的仿牙体比色板同样存在这些问题。

Vita 3D-Master 比色板在这方面则有了本质的改变,其色标分布及色标排序合理,各个

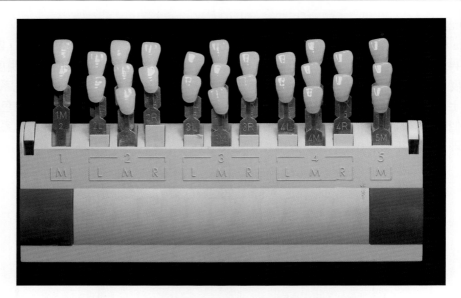

图 4-15　Vita 3D-Master 比色板首先是以明度进行分组

色标之间的横向及纵向间距均相等，因此可以利用简单的加法描述大量的中间色。例如利用 2M1 和 2M2 以 1：1 混合，可以得到比色板中不存在的 2M1.5；或者 2M1 和 3M1 以 1：1 混合，可以得到比色板中不存在的 2.5M1；甚至以 2M1 和 2M2 以 1：3 混合，就可以得到 2M1.75。以此类推，牙色空间内所有的颜色都可以在 Vita 3D-Master 比色板中进行定位、表达，例如 2.3R2.6、3.4L3.5 等颜色。

　　而在 Vita Classical 比色板或其他比色系统中，描述中间色从原理上讲就是根本不能实现的。凡是不在比色板上的标准颜色，只能通过"比 A2 稍微红一点""比 B2 略微黄一点"等不准确的语言来描述，而不可能在颜色空间里给予准确的定位。

　　在科学的 Vita 3D-Master 比色板的帮助下，用肉眼可以更准确、更方便地对更多颜色进行描述，很多中间色也可以得到很好的表达。掌握了这种比色系统，相当于比色板的数量得到了放大，这也就为准确比色提供了更多的可能性（图 4-16）。

四、仪器测色的必要性

　　一方面，Vita 3D-Master 比色板是一种比较科学的比色系统，但是其中还是有很多颜色虽然可以描述，却很难用肉眼准确定位，并且用色标号也难以描述。例如由 2.5M1、2.5M2 与 2.5R1.5 混合得到的颜色（图 4-17），不仅用肉眼准确定位很困难，而且用色标号描述也很困难，可以说这种颜色是肉眼比色的盲区。

　　对于实际工作中存在的大量这类颜色，采用电脑比色仪进行测色，利用图形化、形象化的方式进行描述，是一种最准确、最可靠，也最容易理解的方法。理解了这种比色结果，技师就可以采用 2.5M1、2.5M2 与 2.5R1.5 混合来正确地再现这种颜色。因此，在 Vita 3D-Master 比色系统的框架下，电脑比色仪可以克服很多肉眼比色存在的盲区，使更多的颜色得到准确捕捉和描述。

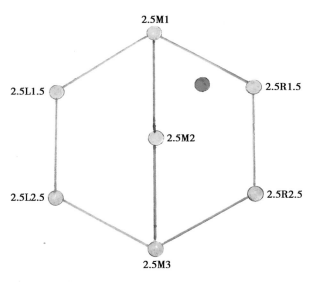

图 4-16　就中间的 M 色调而言,等间距很容易扩展出 28 个正中间色,等于很简单地把 14 个色标扩展为 42 个

另一方面,前边讲到很多因素会影响比色的准确性。例如很多口腔诊所处于写字楼内,可能根本没有日光照明,也可能是透过有色玻璃得到的日光,如果没有非常好的标准光源作为辅助比色光源,那么仅用肉眼比色很难得到准确的比色结果;同时,每个人的感知系统的准确性不同,每天工作一段时间以后眼睛的疲劳会进一步降低肉眼比色的准确性。这些都会对比色结果产生很大影响。当对比色条件、肉眼辨色准确性有所怀疑时,采用电脑比色仪测色是相较目测比色更精确的良好辅助方法。

图 4-17　由于 Vita 3D-Master 比色板的色标间距相同,因此可以对 2.5M1、2.5M2 与 2.5R1.5 混合得到的颜色进行描述,这种颜色就位于红点所在的位置

第五节　修复体的染色

在临床工作中,靠各种标准色号的瓷粉有时还不能满足患者的需求。这时还需要调整一些局部的颜色。调整颜色有内染法、外染法和插入法。

1. 内染法 将颜色和瓷粉按一定比例调和后堆塑于瓷层的内部,外面再堆塑其他瓷层。这种处理效果比较接近天然牙,烧结后的颜色比较自然。但是内染法难度较大,只有烧结完成后才能看出效果。

2. 外染法 在上釉完成或上釉同时进行的调色。有的烤瓷冠桥在完成烧结后,发现其颜色与医师要求的有差别,可以通过外染法弥补。外染法简单,适用于调整微小的色差。但是,外染法容易受到周围环境的影响,例如光源发生变化时,染出的颜色与天然牙就相差较大。另外,外染法只能降低明度,提高纯度,也就是可以使修复体颜色变深,但是不能变浅,因此不能作为常规方法使用。

3. 插入法 用于表面牙釉质裂纹等特殊颜色和形态的模拟。裂纹线:在透明瓷进行彻底的填压之后,用刀片在堆塑好的透明瓷唇面上刻出一条深 1.0mm 的沟,然后用调和好的与裂纹线颜色相似的颜色瓷堆塑,颜色瓷应稀一些,堆塑时要快,不要流入沟内,并去除多余的颜色瓷,最后用一层薄薄的透明瓷覆盖裂纹线。

第六节 修复体制作颜色失败的原因分析

笔者曾对某义齿加工中心的修复体因颜色不满意而返工、返修者进行分析,其原因主要集中在两方面:口腔医师方面和技师方面。

一、口腔医师方面

1. 牙体预备不规范、不到位 特别是天然牙列有错𬌗畸形的患者,临床上口腔医师为保存活髓,有意无意地对牙体作了尽量保留,以至于没有足够的空间来制作金属/陶瓷的内冠和瓷层。没有足够强度的内冠,修复体就无法行使功能;没有规范的瓷层结构,也就没有正确的义齿颜色,工艺技师过分迁就不规范备牙,最终还是要自食苦果。另外,因咬合不合格返工、返修的工件中,这种问题也大量存在。

解决方法:强调质量控制重心前移的理念,把好原始模型关口。从追求修复体高质量的角度出发,加强与口腔医师和患者的交流与沟通,着力寻找医技患三方都能接受的平衡点,力争在义齿功能和美观方面都能使医患满意,必要的牺牲或许无法避免,关键是获得相互理解。

2. 比色板选择不当 陈旧的 16 色 Vita Classical 比色板弊端众多,经口腔医师久用后颜色可被污染或破坏,致使比色结果不准确,从而使技师的仿真复制也无法令人满意。

解决方法:①推荐口腔医师使用先进的比色板,掌握正确的比色方法。②建议口腔医师用数码相机把患者的天然牙与比色板上的色标(医患双方认可的比色结果)一起拍摄下来,交给技师作为参考。这样通过比较,技师对义齿色彩的判断可能更准确。

二、技师方面

1. 牙齿基础形态不良 在工艺流程中质量掌控存在问题,上一工序不能为下一工序创造最优条件,造成外形缺陷在最后阶段无法弥补,只好用透明瓷填充,致使局部透明瓷过厚,不仅体瓷的颜色不能充分显现,而且厚的透明瓷使整个牙齿明度下降,唇面各部分瓷层厚度不均,修复体色彩与天然牙距离加大。

解决方法：①强调"形态是牙色彩的基础"理念，要求工序步步到位，坚决杜绝前面不管后面，到最后无法满足形态要求、牺牲色彩的作法，尤其是蜡型制作时务必留足后续瓷层合理空间，体瓷堆瓷时采用完成形态后回切，以便留好透明瓷空间。②体瓷堆塑完成后，牙齿外形应该基本确定，最后均匀铺上透明瓷即可。修复体烤制完成后的修形，主要是对咬合关系作精细调整，而不是对牙齿形态大量磨改。换言之，牙齿形态是用瓷粉一步一步堆出来的，不是最后靠砂轮修出来的。

2. 瓷层堆塑质量不合格　修复体致密度不足，瓷层中有气泡存在。较大的气泡多导致瓷裂、崩瓷；而小气泡则多导致颜色与比色结果不符。

解决方法：强化堆瓷工艺操作的基本功训练，规范瓷层致密化操作的要领和标准，同时也要注意烤瓷炉有关真空的参数是否正常。

思考题

1. 人眼有哪些基本结构？各有什么功能？
2. 影响人视觉的主要因素有哪些？
3. 色彩的三个属性是什么？
4. 天然牙颜色的形成原理是什么？
5. 比色对光源有什么要求？
6. 正确的比色顺序是怎样的？
7. Vita 3D-Master 比色板有什么特点？

（王收年　谢苏妮）

第五章　序列化标准美学修复流程

美学修复是一项口腔修复的系统化工程,单纯地依赖技师或医师都不能达到理想的效果,常需要多学科协同,由医技患三方共同参与,才能塑造患者美丽健康的微笑,获得最佳的美学结果。但是传统美学修复是一种被动的美学修复,在整个治疗及修复体设计制作过程中完全依赖医师及技师对美学的个人主观认知。由于这种个体的主观认知往往会出现偏差,而这种偏差就是出现医患纠纷、医技纠纷的主要原因,因此需要建立序列化的美学修复流程,对每一个病例作出一致、可预期的评估诊断,在进行不可逆的修复治疗前,医技患三方应达成对美学修复结果的共识。序列化标准美学修复流程分为美学设计、美学表达和美学实现三个阶段,具体包括:数字化信息采集、数字化微笑设计、诊断蜡型、诊断饰面、牙体预备、信息传递、修复体制作、粘接完成八大步骤(图 5-1)。下面我们就最重要的数字化信息采集、数字化微笑设计、基于设计结果的诊断性修复体、美学信息传递与应用等几个环节进行详细介绍。

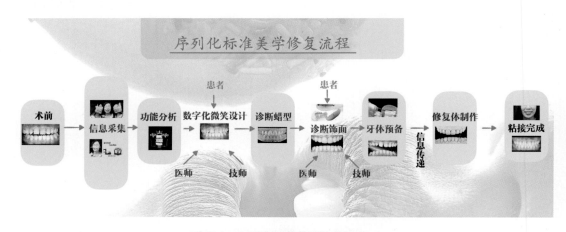

图 5-1　序列化标准美学修复流程

第一节　数字化信息采集

在美学修复中,信息采集是非常重要的步骤。信息采集除常规的口腔检查记录外,还要与患者进行充分的医患沟通,了解患者对牙齿美学方面的主观诉求,更为重要的是要用专业的摄影设备记录下患者的影像资料。这些资料是医师与患者沟通最简便、高效的方式,也是多学科联合治疗时医师之间有效的沟通工具,更是医师与技师之间最重要的沟通桥梁。由于技师常不能直接面对患者,所有的信息均来源于医师,因此,医师应当传递尽可能真、尽可能多的信息,包括天然牙列特征、患者的面部特征、唇齿关系(图 5-2)、牙齿颜色特征、表面纹理等(图 5-3)。所有的信息记录最理想的方式就是数码照片。

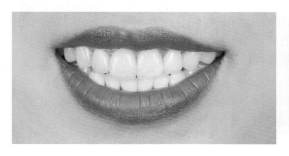

图 5-2　唇齿关系

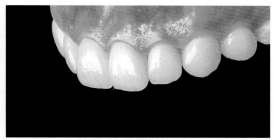

图 5-3　表面纹理

一、口腔数码摄影的组成

随着时代的发展和患者美学需求的提升,口腔摄影已经成为口腔医师和技师必须掌握的技术之一,且在发展过程中出现了新的变化。

从功能上,口腔摄影主要分为三类。①记录类:这类口腔摄影主要用于记录原始资料及治疗与制作的进程,是最写实的摄影,不需要任何艺术加工,还原度越高越好;主要用于术前的病历资料采集、术中及术后的资料留存(图 5-4)。②艺术摄影类:这类摄影主要用于术后美学照片的拍摄,更接近于生活摄影,其摄影范围已不限于口腔,可以扩大至唇齿关系、面部特征、妆容搭配等,这类摄影可以进行艺术渲染(图 5-5)。③设计评估类:随着口腔技术手段的进步,特别是近年来在美学修复时经常进行数字微笑设计,口腔摄影承载了一个极其重要的新任务——设计与诊断。这类摄影不同于前两种,设计评估类口腔摄影完全依赖于高质量的分析照片。下面介绍口腔数码摄影硬件的组成。

1. 单反相机　目前常见的相机分为两类:一类为普通一体数码相机,其镜头不可更换,成像变形大,有些不能调整光圈和速度,因此无法控制景深,而且无法外接微距闪光灯,不可能有良好的颜色及质感表现。另一类为可更换镜头数码相机,有可配备专用的微距镜头、

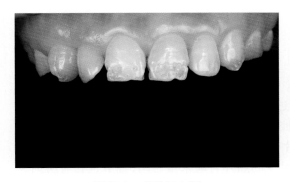

图 5-4　术前口内照

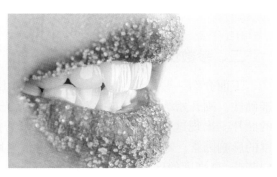

图 5-5　唇齿艺术照

57

参数可自由调整、能外接闪光灯等优点，可应对不同拍摄场景，并拍摄出理想的照片。所以口腔摄影理想的数码相机应为可更换镜头数码相机(图5-6)。

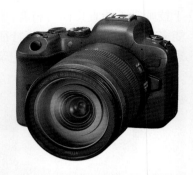

图5-6 可更换镜头数码相机

2. 微距镜头 口腔摄影镜头应选择微距镜头。微距镜头的特点是有较长的焦距，以及较大的放大倍率(一般可达到1∶1)。其焦距一般在60~120mm，这样的焦距能够避免广角镜头的畸变问题。而较大的放大倍率能使微小的口腔内选定的组织结构占满整个画面。微距镜头一般是定焦镜头。虽然很多单反相机配套的变焦镜头能够达到100mm以上的焦距，但是由于对焦距离太远，放大倍率不够大，因此无法拍摄口内的照片。

在照相器材中，相机机身的更新速度较快，通常1~2年就会出现更新换代，而镜头的升级却比较慢，很多好的镜头可以用上10多年，甚至能通过转接环配到其他不兼容的机身上。因此，镜头的选择应在预算范围内尽可能一步到位(图5-7)。

3. 闪光灯 口腔摄影常常需要近距离拍摄口腔内的情况，普通的闪光灯难以适用，多选择环形闪光灯或双头闪光灯(图5-8)。闪光灯安装在相机镜头前方，可以从多个方向向前方打光，因此，能够有效消除目标的阴影，将目标的全貌展现出来。

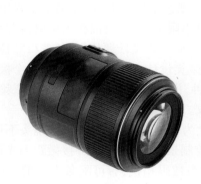

图5-7 微距镜头

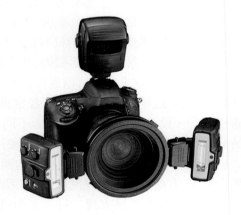

图5-8 双头闪光灯

二、参数设置

下面介绍一些摄影的基本参数及其作用。对拍摄效果而言，最关键的是保证曝光度的准确性。刚开始练习拍摄时，常常会出现曝光过度或曝光不足的情况，很少能拍出曝光正常的照片。出现这种情况的主要原因在于没有控制好相机的曝光度，因此我们需要掌握曝光度的影响因素。曝光可以简单理解为一张照片中接收到光量的大小。曝光过度的照片显得白茫茫，高亮度的区域细节都会损失；而曝光过少的照片看起来很昏暗，细节也会有所损失(图5-9~图5-11)。

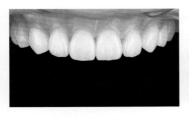

图5-9 曝光正常

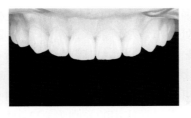

图5-10 曝光过度

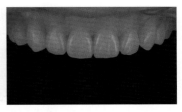

图5-11 曝光不足

相机设置时,有四个因素可直接影响曝光度,分别是光圈、快门速度、感光度和闪光灯强度。

1. 光圈 光圈用来控制透过镜头进入机身内感光面的光量,是镜头的一个极其重要的指标参数,通常在镜头内部。它的大小决定着通过镜头进入感光元件的光线的多少。光圈越大,通光孔径就会越大,因此进光量会增加,画面亮度增加;相反,光圈越小,进光量减少,则画面亮度降低。在实际拍摄过程中,光线不足时,可考虑开大光圈;光线太强时,可考虑缩小光圈(图5-12)。

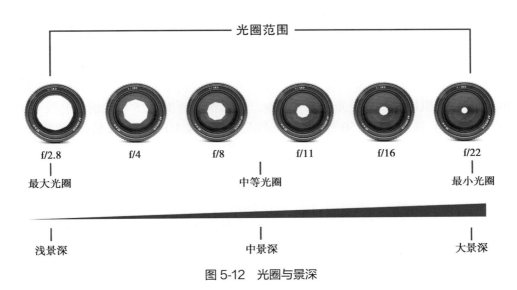

图5-12 光圈与景深

相机可调节光圈的大小。镜头不同,光圈的可调节范围也不同。以尼康 EF 105mm f/2.8 ED 微距镜头为例,光圈数值的可调节范围在 f/2.8~f/32 之间。光圈的数值越大,光圈缩得越小。光圈数值为 f/1、f/1.4、f/2、f/2.8、f/4、f/5.6、f/8、f/11、f/16、f/22、f/29、f/32,每增加一挡,进光量就增加 1 倍。f/1.4 所接纳的光线是 f/2 的 2 倍,f/2 所接纳的光线是 f/2.8 的 2 倍,以此类推。

但是光圈并不是越大越好,因为照片还有一项重要的指标是清晰度,这个需要对焦准确和景深合理。根据镜头成像的理论,焦点只有一个,即唯有对焦目标面,才能在感光片上形成清晰的影像,在对焦目标前后会出现一个清晰区——景深。而光圈影响景深,光圈与景深成反比。光圈大,则景深小;光圈小,则景深大。例如 f/16 的景深大于 f/2。对景深的控制是摄影的主要技术之一。运用这种控制,我们可以缩小景深,仅仅清晰地表现重要的物体并使其突出,让不需要的物体虚糊而被隐去;也可以扩大景深,使所有的被摄体在画面上都能清晰地展现,表现出它们的每一处细节。尽可能采用最小景深或最大景深的调节,能增强上述效果。这也是对景深的两种最主要的应用。口腔摄影需要所有的牙齿都能较为清晰地体现在画面上,则需要尽可能大的景深,景深越大,前后牙齿的清晰度也就越高。取得最大景深的简易方法就是缩小光圈,尽可能使用相机上的最小光圈(图 5-13~图 5-15)。所以为了保证前后牙齿的清晰度,通常口腔摄影经常使用的光圈为 f/22~f/29。

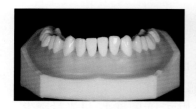 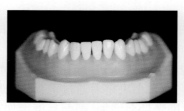 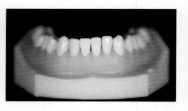

图 5-13　光圈 f/25　　　　　图 5-14　光圈 f/11　　　　　图 5-15　光圈 f/2.8

2. 快门速度　快门挡在相机感光元件和镜头间。按下快门按键时,快门被打开,允许光线照射在感光元件上,并在一段时间后关闭。照相时的咔嚓声就是快门开启/关闭的声音。快门开启时间越长,照片的受光量也就越高。相机上调节的快门速度就是快门开启时间的倒数。例如快门速度值为 1 时,意味着快门开启时间为 1 秒;快门速度值为 30 时,快门开启时间为 1/30 秒;快门速度值为 200 时,快门开启时间为 1/200 秒。快门速度越大,快门开启时间越短。照片的质量受光量也就越少。例如快门速度 1/25 秒接纳的光线是快门速度 1/50 秒的 2 倍,快门速度 1/50 秒接纳的光线是快门速度 1/100 秒的 2 倍,以此类推。

一张照片最基本的要求是画面清晰。口腔摄影通常需要手持拍摄,但是快门过慢时照片会因为手部晃动,而让画面变得模糊。为防止此类问题发生,最简单的方法便是快门要快,但是快门太快就可能发生曝光不足的情况(图 5-16)。经过经验总结,人们得出一个不因手部晃动而造成画面模糊的最慢快门值,即安全快门。通常安全快门值不慢于 1/镜头焦距。假如拍摄者使用的是 100mm 镜头,快门值为 1/100 秒时,便可以拍到清晰的照片。口腔摄影常用的快门速度是 1/125 秒~1/200 秒(图 5-17~图 5-19)。

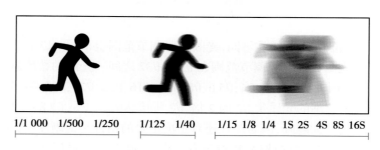

图 5-16　快门速度影响画面清晰度

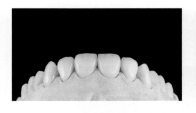

图 5-17 快门速度 1/160 秒,画面清晰

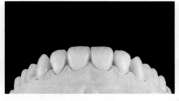

图 5-18 快门速度 1/20 秒,画面轻微模糊

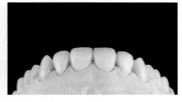

图 5-19 快门速度 1 秒画面严重模糊

3. 感光度 感光度反映相机的感光元件对光线的敏感程度,一般用 ISO 值来表示。ISO 值越大,感光元件对光越敏感,在相同的进光量下拍摄的照片也越明亮。高 ISO 值可以带来更高的稳定性和感光度,但是也会使成像素质下降,画面的噪点会大幅提升(图 5-20)。因此,对画质要求高时,应尽量使用低 ISO 值拍摄。口腔摄影为了保证拍摄质量,常采用最低 ISO 值拍摄,例如 100~200(图 5-21)。

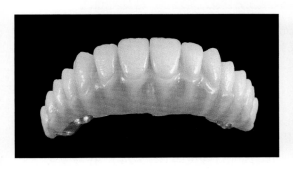

图 5-20 ISO 2000

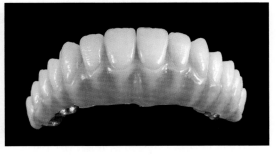

图 5-21 ISO 100

4. 闪光灯强度 闪光灯功率越大,能量越高,光强越大,曝光量就越大。好一点的闪光灯都可以调整闪光灯强度,例如 1/1、1/2,1/4、1/8、1/16 等等,数值越小,光强越小。在自动模式下,闪光灯会自动选择光强。拍摄者需要控制曝光强度时,应根据拍摄距离和环境手动调节闪光灯,而不要依靠自动模式(图 5-22)。通常近距离摄影,例如牙齿特写,闪光灯强度在 1/4 左右;远距离摄影,例如面部肖像,闪光灯强度在 1/1 左右。

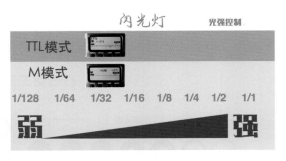

图 5-22 闪光灯模式

口腔摄影对闪光灯的应用要注意区分直射光(硬光)和柔化光线(软光)。其中,柔化光线又分为散射光与折射光。首先,牙齿表面有很多纹理,内部有很多颜色层次,由于直射光拍摄时会形成较大的光斑,阻碍人们观察,所以在拍摄牙齿时尽量使用散射光和折射光。其次,由于光线与牙齿的距离会直接影响到牙齿表面的光斑面积,从而影响我们对牙齿颜色和乳光效果的评估,因此应避免使用机顶闪光灯等产生较大光斑的闪光方式,尽量采用从斜向

射入光线的闪光方式,例如双头闪光灯。同时,可以采用反光铲或小型柔光箱等附件,使得光线变成散射光或折射光,便于更好地体现牙齿颜色、层次及质感(图5-23)。

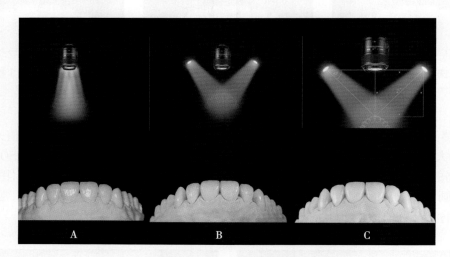

图 5-23　不同光线的拍摄效果
A. 直射光　B. 反射光　C. 散射光

三、口腔摄影的内容

口腔数码照片的拍摄主要采用微距的摄影方法。前面所述的参数设置好后,在拍摄流程中应尽量保持不变,包括光圈、快门速度、感光度、闪光灯强度等(图5-24)。在涉及美学修复的工作中,医师在修复前应留取照片资料,将照片与其他信息结合,为患者提供更为合理的修复方案。美学修复通常会拍摄至少15张照片,其中正面拉钩照和大笑照用于设计,其余13张用于美学评估。

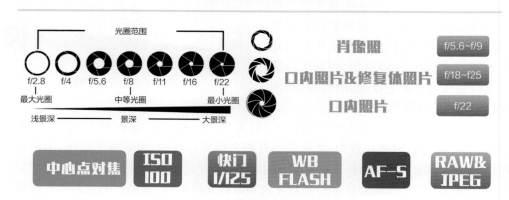

图 5-24　口腔摄影常用参数设置

（一）面部照片

1. 正位面部照 1张，患者下颌处于下颌姿势位，身体放松，双眼正视前方，两侧耳郭暴露量一致，可用于绘制瞳孔连线和中线（图5-25）。

瞳孔连线为穿过两瞳孔中心的假想直线。如果这条线与水平面平行，则为面部分析的最佳参考线。水平参考线决定切缘平面、𬌗平面及牙龈连线，参考线条还包括眉间线、口角连线、鼻翼线。

中线为贯穿眉间点、鼻尖点、人中和颏下点的假想线。中线参考线可分析两侧面部的相对协调性，决定牙齿中线、前牙对称性。对于面部不协调的患者，分析面部中线及水平线，有利于正确放置面弓，如实将临床情况转移至𬌗架。

2. 面部微笑照 1张，用于评估牙龈组织的协调关系，患者应尽可能地放松微笑或大笑，以分析露龈笑（图5-26）。

3. 正面拉钩照 1张，是用于数字化微笑设计（digital smile design，DSD）的核心照片之一，可评估面部信息与牙齿信息的协调程度，与微笑照进行重合就可以获取所有面部信息、唇齿关系、牙齿信息等（图5-27）。

4. 面部侧面照 2张，分别为45°侧面照和90°侧面照，用于观察唇部突度、微笑时面部左右侧对称度、微笑时侧面牙齿排列关系、侧面微笑线（图5-28，图5-29）。

5. 12点位面部照1张 用于评估微笑时前牙切端和嘴唇干湿分界线的位置关系（图5-30）。

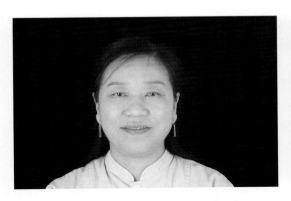

图5-25 正位面部照（下颌姿势位）

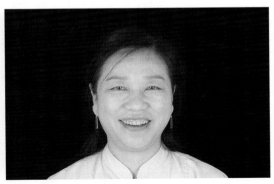

图5-26 面部微笑照

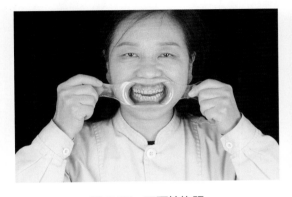

图5-27 正面拉钩照

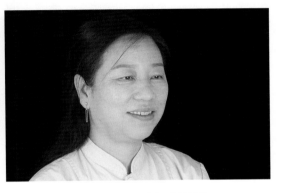

图5-28 45°侧面微笑照

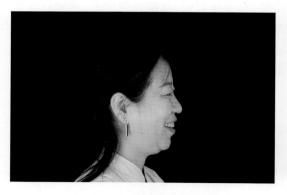

图 5-29 90°侧面微笑照

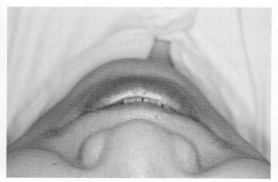

图 5-30 12 点位面部照

（二）口内照片

1. 正面咬合照 1 张,用于分析上、下颌咬合关系,上、下前牙覆𬌗、覆盖关系（图 5-31）。

2. 前牙特写照 1 张,用于分析前牙区颜色及前牙区乳光、白斑和特殊纹理（图 5-32）。

3. 前牙小开𬌗照 1 张,用于分析上、下颌中线位置关系,以及 Spee 曲线（图 5-33）。

4. 前牙对刃颌位照 1 张,用于分析前牙区的前伸咬合关系（图 5-34）。

5. 侧面咬合照 2 张,用于分析后牙区的咬合关系（图 5-35,图 5-36）。

6. 上、下颌局部牙弓照 2 张,用于分析前牙区的牙弓排列及位置关系,以及美学修复可内收程度（图 5-37,图 5-38）。

7. 上、下颌全牙弓照 2 张,用于分析全牙弓排列及位置关系,以及全口咬合磨耗状况评估（图 5-39,图 5-40）。

8. 上、下颌前牙黑背景照 2 张,用于分析前牙区的颜色、形态及对称度（图 5-41,图 5-42）。

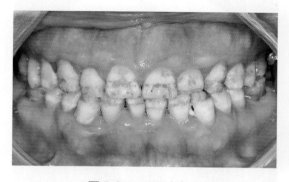

图 5-31 正面咬合照

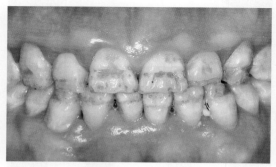

图 5-32 前牙特写照

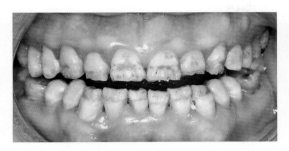

图 5-33　前牙小开殆照

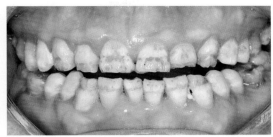

图 5-34　前牙对刃颌位照

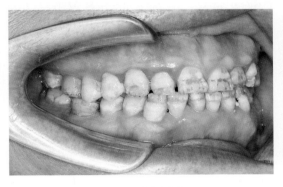

图 5-35　右侧咬合照

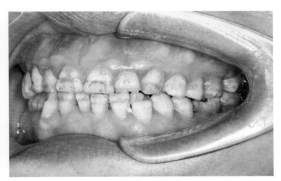

图 5-36　左侧咬合照

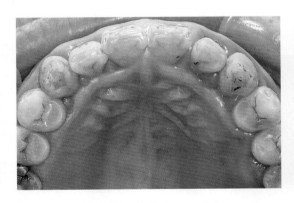

图 5-37　上颌局部牙弓照

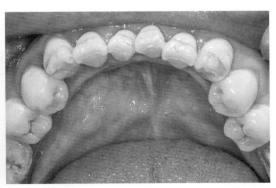

图 5-38　下颌局部牙弓照

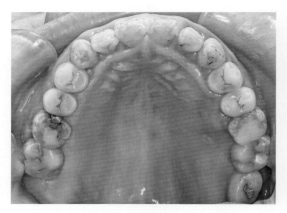

图 5-39 上颌全牙弓照

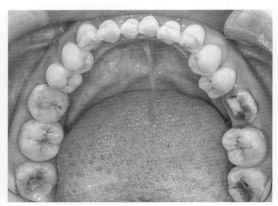

图 5-40 下颌全牙弓照

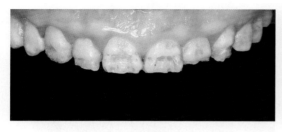

图 5-41 上颌前牙黑背景照

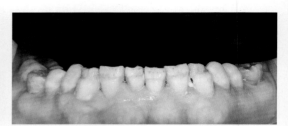

图 5-42 下颌前牙黑背景照

第二节 数字化微笑设计

数字化微笑设计（digital smile design，DSD）是利用计算机设计软件，将患者术前面部照片、微笑照片和口内照片相结合（图 5-43），进行牙齿和微笑的美学分析与设计的技术。该技术不但可以展示虚拟术后效果，有利于医患沟通，而且可以指导口腔医师和技师进行口腔美

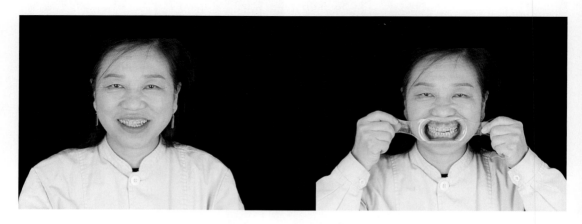

图 5-43 DSD 所需照片

学修复。在传统美学治疗过程中，牙齿形态、颜色、排列都是由技师来设计并完成的。但是在大多数情况下，技师无法见到患者，这意味着技师制作的修复体经常只是符合理论上的审美，而是否符合患者的具体情况和个性审美，往往很难把控。而且这种工作方式对技师的要求太高，做好美学修复需要技师具备极高的专业素养。即便如此，修复结果也难以控制。正确的模式应该是医师将患者所有的术前美学信息、指导意见及数据传递给技师，再由技师根据分析数据制作诊断蜡型或最终修复体。数字化微笑设计正是为了推动这一进程而生。数字化微笑设计包含两个方面：数字面弓转移及数字化虚拟设计。

一、数字面弓

数字面弓实际上就是利用软件中的横坐标和纵坐标（图 5-44），校正面部照片的平衡，在某些程度上类似面弓转移的一部分作用。通过瞳孔连线与𬌗平面的水平关系来验证模型上牙齿的切缘位置，通过面部中线与牙齿中线的位置关系来验证模型上牙齿的中线位置（图 5-45）。数字化微笑设计可指导技师将设计中的坐标转移到石膏模型上（图 5-46）。上𬌗架后可以和医师取得的临床面弓相互参考，验证医师的临床面弓制取是否准确（图 5-47）。当技师将石膏模型从𬌗架上取下并制作蜡型时，数字面弓可以为技师提供精确的𬌗平面及面中线参考，减少中线偏移、倾斜的风险，提高制作准确率。

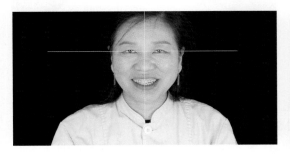

图 5-44　瞳孔连线和面部中线

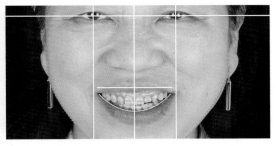

图 5-45　验证牙齿位置关系

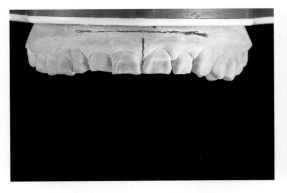

图 5-46　将设计坐标转移至模型

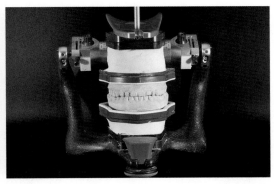

图 5-47　验证𬌗架水平面

二、数字化虚拟设计

数字化虚拟设计是利用 Keynote 或 PowerPoint 等可以在照片上进行描记的软件,进行牙齿形态、排列的标记和测量,内容包括牙齿长宽比例、牙齿形态、牙齿与上颌的关系、牙齿与牙列的关系等。

在患者的放松微笑照中可以利用软件描画面部的中线,牙齿中线,上、下笑线,牙齿比例等参数,也可以依据美学标准,在前牙特写照片中设计最适合患者的牙齿形态、牙齿长宽比例等要素,最终完成数字化虚拟设计。

1. 标记面部参考线 在 Keynote 或 PowerPoint 中导入选定好的照片,用画线工具标记出瞳孔连线和面部中线,复制瞳孔连线下移至切缘处,可以检验前牙区𬌗平面是否与水平面平行;延长面部中线至牙齿处,可以检查牙列中线与面部中线之间的差异,为后期的牙齿设计打下基础。

2. 描记笑线 笑线,也叫"微笑曲线",即上颌前牙切端的连线,是最重要的牙齿设计标准之一。上颌牙列的排列应呈向上的圆弧形,与下唇的唇红上缘曲线协调。前牙切缘曲线与下唇曲线是否平行协调是一个关键的美学参考信息,因此需要在微笑照片上用画线工具描记前牙切缘曲线、上唇的形态及下唇曲线,上唇的位置决定牙齿是否存在露龈笑(图 5-48)。

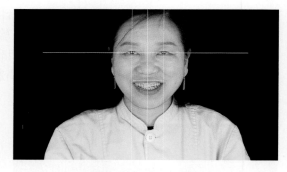

图 5-48 描记笑线

3. 信息重合 用充分暴露牙列的正面拉钩照去重叠面部微笑照中的前牙,当二者完全重叠时,撤掉面部微笑照,这样所有参考线都会转移到牙列充分暴露的正面拉钩照中(图 5-49,图 5-50)。

4. 牙齿数字化虚拟设计 依据美学标准,在前牙特写照中设计最适合患者的牙齿形态、牙齿长宽比例等要素,最终完成数字化虚拟设计(图 5-51,图 5-52)。

5. 校准数字测量尺 用卡尺测量口内或模型上中切牙切缘的近中缘至远中缘的距离,得到的中切牙切缘的宽度(图 5-53)。在软件中用数字化虚拟测量尺根据牙齿切缘实际宽度按等比例缩放标尺,使得虚拟测量尺与实际卡尺的数值一致(图 5-54)。

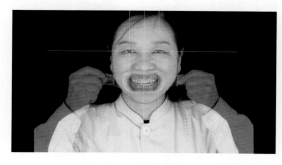

图 5-49 面部微笑照与正面拉钩照进行重合

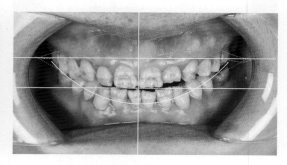

图 5-50 参考线转移至正面拉钩照

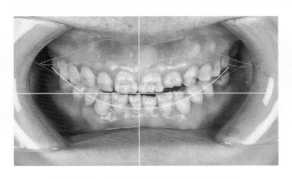

图 5-51　设计理想的牙齿长宽比例

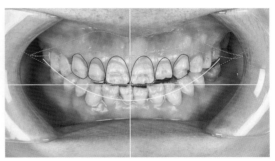

图 5-52　设计牙齿形态

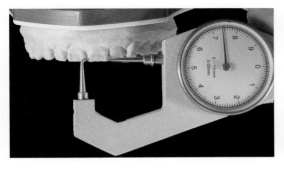

图 5-53　测量中切牙宽度

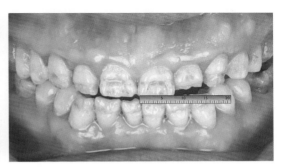

图 5-54　利用实际宽度校准虚拟测量尺

6. 测量调整数值　用校准好的数字测量尺测量设计完成的牙齿排列、比例、位置、切缘曲线等信息与真实牙齿之间的差异（图 5-55），分别在照片相应位置进行标注（图 5-56），并将完整的数字化虚拟设计导出，根据设计结果制作符合患者和医师美学预期的诊断蜡型（图5-57，图 5-58）。

7. 虚拟实现美学效果　将设计好的牙齿轮廓及排列转化为虚拟的数字化修复体（图5-59，图 5-60），模拟口内修复后的效果，将模拟修复前后的数字化照片提供给患者并沟通交流，让患者更直观地体会到最终修复的效果（图 5-61）。

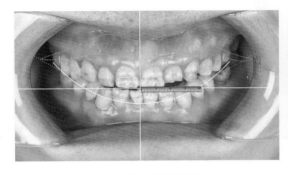

图 5-55　测量数据

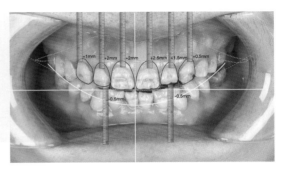

图 5-56　进行数据标注

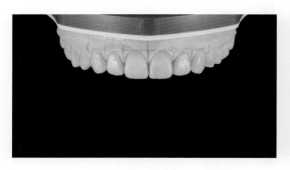

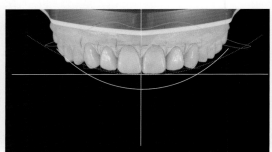

图 5-57   根据设计结果制作诊断蜡型   图 5-58   诊断蜡型与设计结果一致

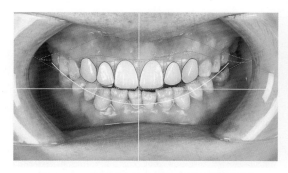

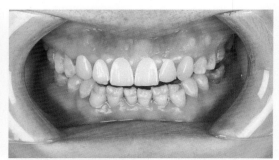

图 5-59   根据设计好的轮廓模拟修复结果   图 5-60   虚拟数字化修复体

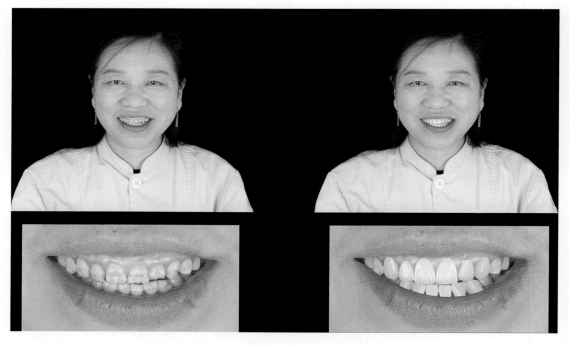

图 5-61   模拟修复前后的数字化照片

第三节　基于设计的诊断性修复体

在美学修复中,常常会遇到一些需要考虑的临床因素很多的复杂病例,修复治疗方案常较为复杂,此时需要制作诊断性修复体来模拟治疗结果。诊断性修复体主要包括诊断蜡型和诊断饰面两部分。诊断性修复体可以对修复治疗美观及功能等方面的设计进行直观表达,一方面检验了数字化微笑设计的结果,另一方面可以使用临时树脂材料将诊断蜡型的信息复制到口内,使患者可以更好地理解治疗过程和验证设计结果。

一、诊断蜡型

诊断蜡型是指在修复治疗开始前,对研究模型进行预备,并按照数字化微笑设计结果利用特殊效果蜡制作的修复体蜡型,用以直观地反映修复治疗设计所预期的效果。

(一)诊断蜡型的意义

1. 依据数字化微笑设计结果制作出诊断蜡型,可以将二维的设计结果转化为三维模型,直观地反映出预期的修复效果,初步估计治疗设计的可行性。

2. 当患者的牙列存在软、硬组织缺损时,通过制作诊断蜡型,可以恢复牙及牙龈的外形和排列等,直观地反映治疗设计所预期的效果,对治疗过程及结果有一个较为准确的把握。

3. 患者常因为缺乏专业知识而无法充分理解医师所制订的治疗计划,从而对治疗效果产生怀疑,甚至抵触。通过制作诊断蜡型,可以使预期的治疗效果直观地呈现在患者面前,最终修复时还可根据蜡型制作修复体,避免了修复体的调改。

4. 利用诊断蜡型制作的硅橡胶导板检查所需牙体预备量,可以使牙体预备量准确而均匀。例如,常规预备模型并制作诊断蜡型后,发现蜡型唇侧突度过大,不能满足美观的要求,则说明需要加大牙体唇侧的预备量,从而更易获得与蜡型外形一致的修复体,并可在最大程度上保留健康的牙体组织。

(二)诊断蜡型的制作

1. 模型准备　根据医师提供的印模或模型,灌注并精细修整模型,使其外形美观且咬合关系稳定,必要时可以安装至𬌗架上(图 5-62,图 5-63)。

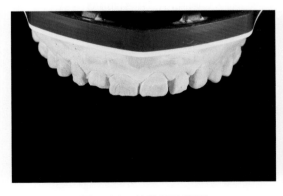

图 5-62　修整好的模型

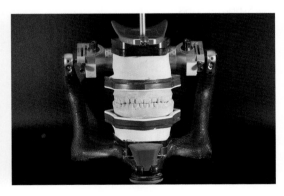

图 5-63　安装至𬌗架

71

2. 画标记线 根据数字化微笑设计结果在模型上标记中线、水平线等重要参考线（图 5-64），同时根据分析数据在模型上进行切缘位置、龈缘顶点位置、接触区位置，以及牙齿长轴等数据的标记（图 5-65），根据标记点、参考线及数字化微笑设计好的结果进行外形描记，以确定最终需要恢复的牙齿形态。

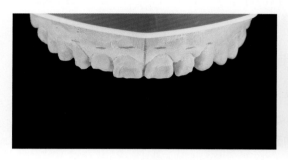

图 5-64 标记中线、水平线

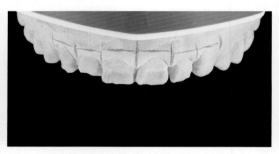

图 5-65 标记牙齿位置、龈缘顶点位置

3. 研究模型的预备 预备前技师应与医师充分沟通，确认最终诊断蜡型的结果是否需要复制到患者口内。如果需要复制，技师尽量在模型上不采取任何预备，避免因为预备后牙齿厚度的改变导致硅橡胶导板无法在口内准确复位，而造成结果偏差；如果因为牙齿的排列、突度偏差过大，必须采取预备的形式，应在模型上进行标注，提示医师在复制前预先对牙齿进行初步预备，来确保硅橡胶导板的准确复位。

预备时选用适当型号的车针，精确测量其直径。首先，在唇侧均匀预备三条深度指示沟，预备深度可参考不同类型修复体的具体预备要求。其次，根据深度指示沟，完成模型唇面的预备。如果只是改变美学效果，无须检验功能，则无须对其余面进行预备；如果需要改变功能，则需要对舌面、𬌗面等功能区域进行预备，与临床保持一致（图 5-66~图 5-68）。

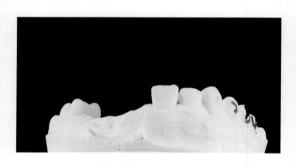

图 5-66 预备前模型

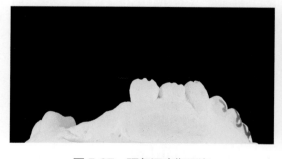

图 5-67 预备深度指示沟

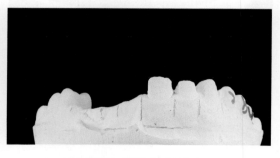

图 5-68 预备完成并标记

4. 美学蜡　制作诊断蜡型前先应选择合适的美学蜡,以尽量理想地还原其美学效果。美学蜡一般有彩色蜡和模拟牙齿各层颜色的效果蜡(图 5-69)。

(1)牙本质蜡:其颜色一般为象牙色,透明度较低,可以有效地遮盖石膏模型的颜色,一般用于堆塑牙本质层(图 5-70)。

(2)牙釉质蜡:其颜色一般为透明或半透明的白色,可以模拟出牙釉质层的半透明感,一般用于堆塑牙釉质层(图 5-71)。

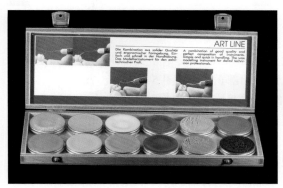
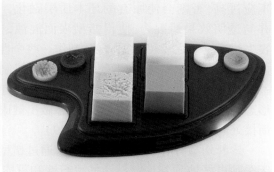

图 5-69　美学蜡

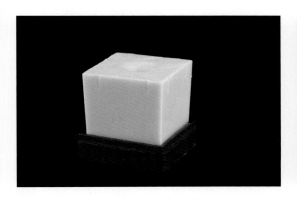
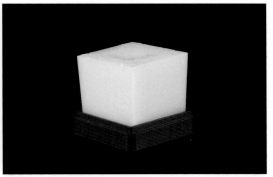

图 5-70　牙本质蜡　　　　　　　　　　　　图 5-71　牙釉质蜡

(3)效果蜡:颜色多种多样,例如橘色蜡用于制作暴露的牙根,猞面染色及颈部染色等;红色蜡用于制作牙龈效果;紫色蜡、蓝色蜡用于切端及边缘嵴处,利用其冷色调特征增加透明效果;黑色蜡用于模拟龋坏等效果(图 5-72)。

5. 牙本质层的堆塑　牙本质层是决定牙体形态的主体部分,技师可根据患者的年龄对蜡型进行不同的处理。对于年轻患者,可以加大牙本质层的回切量,并制作 3~5 个指状沟,

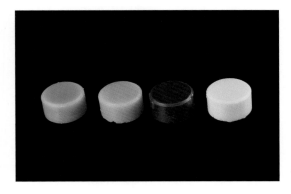

图 5-72　效果蜡

以增强蜡型的透明效果及生长叶的效果。而对于中老年患者，可以适当减少牙本质层的回切量，使蜡型表现出较弱的透明效果，体现牙齿增龄性变化（图5-73~图5-75）。

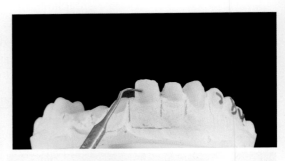

图 5-73　堆塑牙齿颈部

6. 牙釉质层的堆塑　使用透明效果蜡进行牙釉质层的堆塑，可以在蜡型上做出牙冠的半透明效果。此过程中滴蜡器的温度不应过高，否则会使原有的牙本质层融化，并与透明效果蜡混合，使得蜡型表面混浊，丧失层次感。之后可根据需要，制作一些个性化的特殊效果，使蜡型更加逼真。例如使用乳白效果蜡制作白垩斑，或者使用黄色效果蜡制作牙颈部黄染等（图5-76~图5-78）。

7. 软组织形态的恢复　如果软组织处有缺损需要恢复，可以使用红色效果蜡恢复牙龈形态，根据患者其他牙位的牙龈形态做出健康或萎缩的个性化牙龈特征，不同颜色的效果蜡衔接处同样要防止发生混合（图5-79）。

诊断蜡型有着极其重要的作用，通过蜡型恢复患牙美观与功能方面的要求，可以帮助临床医师更好地预判治疗设计的可行性和可能出现的问题，以便进一步完善治疗设计。诊断蜡型有助于加强医、技、患三方的沟通，通过诊断蜡型三维模拟修复效果，使患者能够更好地理解治疗计划和预期效果，同时有利于医师与技师对修复治疗过程和结果进行验证，以形成统一的思路。

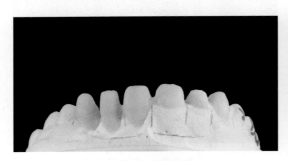

图 5-74　堆塑牙齿基础部分

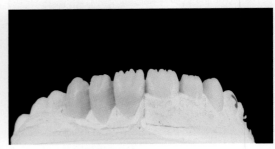

图 5-75　堆塑生长叶外形

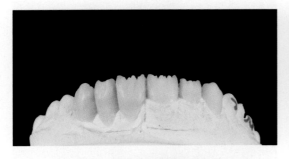

图 5-76　堆塑近远中缘透明效果

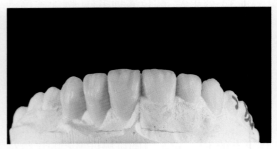

图 5-77　堆塑切缘透明效果

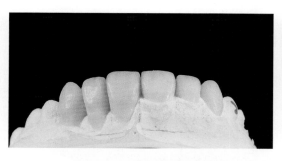

图 5-78　完成牙釉质层堆塑

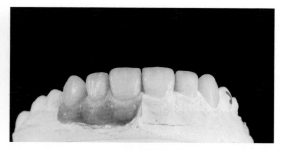

图 5-79　堆塑牙龈效果蜡

二、诊断饰面

诊断饰面（mock-up）是一种进行牙齿美学设计表达和医患交流的非常有效的方法，是指使用树脂等牙色材料覆盖在所修复牙齿表面直接形成修复后的牙齿形态和外观，模拟和表达牙齿美学修复效果，起到美学诊断的作用。在前牙美学修复中，诊断饰面是一项非常有效的诊断验证工具，可以在不可逆的牙体预备前进行试戴来模拟最终的修复结果，帮助判断修复方案是否能满足患者的功能性和美学要求。

（一）硅橡胶成形阴模

硅橡胶成形阴模是将诊断蜡型的信息转移到口内的一种印模方法。在医师、技师、患者三方充分沟通并认可诊断蜡型后，利用诊断蜡型制作硅橡胶成形阴模。

第一步是选择合适的材料。最常用的材料是乙烯基聚硅氧烷，这个材料的特性是对细节的高度复制性和最终固化后的高硬度。按照要求的比例加入催化剂凝胶，分散均匀，以便于更好地混合（图 5-80，图 5-81）。混合需要在 30 秒内完成，形成颜色均匀的可塑球。然后技师有 2 分钟的时间可以在蜡型上操作。如果混合的速度不够快，材料无法混合均匀，将出现不必要的褶皱，无法达到准确印模的要求。

成形阴模的延展范围取决于需要治疗的牙齿的位置范围。在治疗过程中，为了保证成形阴模的稳定性，需要借助非治疗牙的咬合平面（图 5-82）。材料需要不低于 5mm 的厚度，以确保导板在口内的稳定性。材料的凝固时间是 6 分钟，完全凝固后才能进行成形阴模的

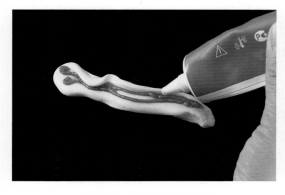

图 5-80　混合催化剂凝胶

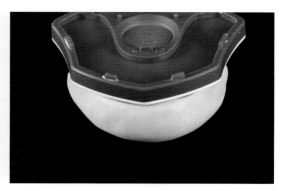

图 5-81　完成导板制作

修整。

　　从蜡型上小心取下成形阴模,注意避免损伤蜡型。然后对成形阴模进行修整。所有影响成形阴模稳定性的材料都可以去除,使用11号刀片,沿着蜡型颈缘线进行修整,使得导板龈端外形与牙齿颈缘外形一致,方便后期去除多余的临时修复体材料(图5-83~图5-85)。

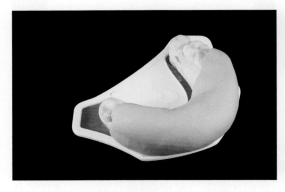

图5-82　成形阴模的延伸应覆盖非治疗牙齿的咬合平面

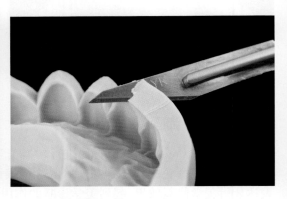

图5-83　用11号刀片进行修整

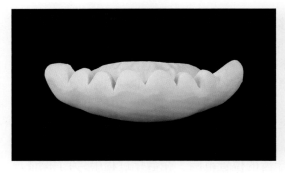

图5-84　修整完成

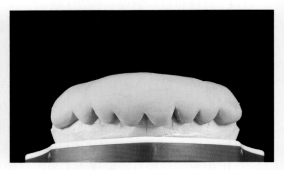

图5-85　外形与颈缘外形一致

(二)诊断饰面的制作

　　将所修复牙齿的表面点酸蚀,冲洗吹干,以利于诊断饰面材料固位。将硅橡胶成形阴模在口内复位,检查就位情况,将流动树脂或双丙烯酸树脂临时冠材料注入硅橡胶成形阴模内,复位至口内,固化后取下硅橡胶导板,将固位于牙齿表面的诊断饰面修形、抛光,完成诊断饰面的制作(图5-86~图5-91)。

　　医师根据所掌握的美学参数及分析数据进行DSD,最终确定牙冠的长度和宽度并转化成具体数字。技师在石膏模型上依据相应的数据进行加长、去短等操作。如果颈缘位置或曲线不佳,则根据设计结果做出冠延长蜡型交给医师,医师根据DSD设计的手术导板精确进行冠延长术,这样最终的修复美学效果就会大大提高(图5-92,图5-93)。

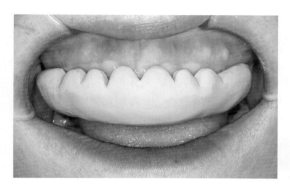

图 5-86 口内试戴硅橡胶导板

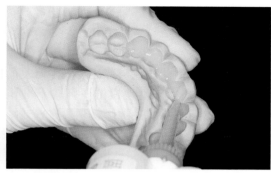

图 5-87 树脂临时冠材料注入硅橡胶导板

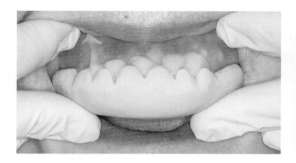

图 5-88 复位至口内

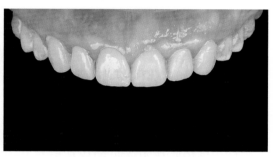

图 5-89 完成诊断饰面的制作

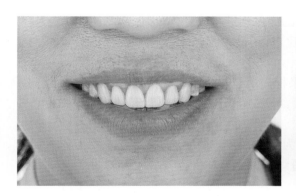

图 5-90 诊断饰面的美学效果

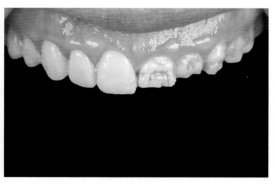

图 5-91 诊断饰面对美学效果的改善

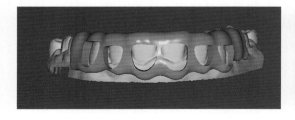

图 5-92 根据设计结果设计冠延长导板

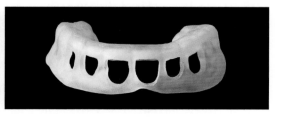

图 5-93 冠延长导板

第四节　美学信息传递与应用

美学修复中的比色与普通缺失牙修复的比色有所不同。普通缺失牙修复追求的目标是"以假乱真"，最大限度地模仿现有真牙的形态与颜色，仿得越逼真，越容易得到患者与临床医师的认可与满意。美学修复则要比普通缺失牙修复要求更高，个性化细节的追求更严格，追求的目标是"面目一新"，是现在口腔里没有的更为生动、逼真、富有个性化特征的修复体，关注的重点是把已被认同的美学信息准确而完整的传递给技师。

人对颜色的视觉感知具有很强的主观性，颜色用语言也无法准确描述，而天然牙颜色有800多种，如此多的颜色导致了颜色信息精确传递存在很多误差。为了减小误差，通常采用比色板传递颜色信息。但是比色板的颜色覆盖范围比较局限，仅仅依靠比色板，并不能达到个性化美学制作的目的。因此，准确的美学信息传递除了靠比色板的信息之外，还需要采用摄影比色技术获取和传递颜色信息。首先，用比色板选定与余留天然牙色最接近的色片来决定牙齿的基本色；其次，用相机将比色板信息和牙齿信息同时进行记录，以达到准确传递颜色信息的目的；最后，技师获取颜色信息后对颜色进行分析，匹配相应的瓷粉系统和个性化颜色，最终实现理想的美学效果。

一、确定牙齿的基础色

目前国内临床上常见的比色板有 Vita 3D-Master 比色板、Vita Classical 比色板、Ivoclar A-D16 比色板等。同时我们所用的瓷粉品牌很多，虽然其颜色的标记均采用常见的比色系统，但是不同瓷粉体系间同一颜色最终结果也存在明显色差，这也是临床上修复体颜色失败的重要原因之一。因此采用与瓷粉对应品牌的比色板进行比色，对保证修复体和比色片颜色的一致性极为关键。临床上不存在最好的比色板，只有最适合的比色板，保证参照标准的一致性是保证颜色再现的基础。

基础色的确定最为关键，因为比色的结果将提示技师采用何种基础颜色的瓷粉。正确的比色方法，以及控制好影响比色结果的因素，对准确确定基本色极为重要。目前常采用三步法进行比色。

基础比色三步法是以 Vita 3D-Master 比色板为例，首先确定明度，然后是饱和度，最后是色调。

第一步，确定明度。在确定明度时，以每组中的 M2 为基准确定牙齿的明度。如果患者的牙齿偏暗，则从比色板低明度侧 5M 开始；牙齿偏亮，则从比色板的高明度侧 1M 起（图5-94）。如果对明度判断不足，可对照片进行黑白处理，则更容易确定准确的明度值（图5-95）。

第二步，确定饱和度。用相应明度组的 M 串组比色片确定饱和度，如果目标牙齿颜色较浓，从 M3 开始；目标牙齿颜色较淡，从 M1 开始，快速准确地确定饱和度值。同样可以借助照片加大饱和度，以便更为准确的选择合适的饱和度（图5-96，图5-97）。

第三步，确定色调。在选定饱和度的居中色 M 比色片两侧，良好光照度的观测条件下，确定颜色是偏红（R）还是偏黄（L）色调组（图5-98）。

最后再次确认饱和度。例如确定牙齿是偏红色调的 R 组（图5-99），但是饱和度介于 R1.5 和 R2.5 之间（图5-100），则最终推定饱和度是比色板上不存在的 R2 饱和度（图5-101）。由于 Vita 3D-Master 比色板基于 CIE 1976 $L^*a^*b^*$ 均匀颜色空间体系，因此中间饱和度可由邻

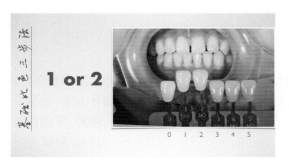

图 5-94 确定明度值

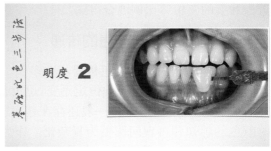

图 5-95 黑白照片更容易确定正确的明度值

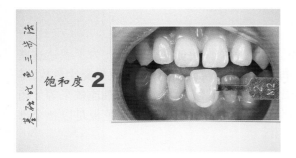

图 5-96 确定饱和度

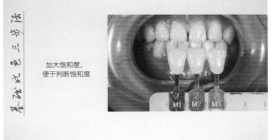

图 5-97 加大饱和度有利于判断正确的饱和度

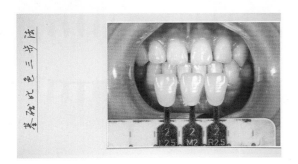

图 5-98 对比不同色调比色板

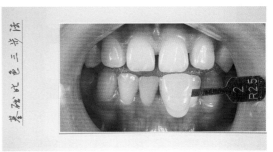

图 5-99 确定正确色调

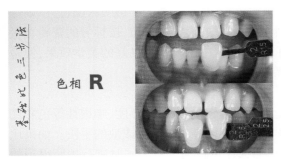

图 5-100 根据色调,再次确定饱和度

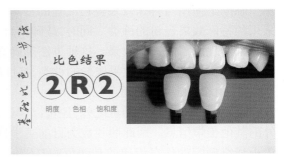

图 5-101 确定最终比色结果

近饱和度的瓷粉等比例混合得到。

二、个性化色彩信息的传递

天然牙的颜色远比比色板要复杂多变。比色板只是一个颜色和结构标准化的参照物，其每层结构的厚度和分布均恒定不变，也没有特殊效果层的使用。天然牙的牙本质、牙釉质是非均匀的。同时，修复体一般还存在基底冠结构。天然牙与修复体结构的差异，导致修复时颜色的感知和再现问题更为复杂化。作为基础色标准参照物的比色板，在大多数情况下不能完全代表天然牙的颜色，仅依赖一个例如 A2 或 2M2 的基本颜色信息制作出来的修复体，很难和天然牙匹配。基于这样的信息制作的修复体是不可能达到好的颜色再现效果的。但是只要进行了感知、定位获取、精确记录和有效传递，这些颜色效果都可以使用特殊效果瓷进行精确的复制。

（一）确定个性化颜色信息

系统完整的牙色信息不仅包含基本色，还应该包括个性化的颜色信息。为了表达这些个性化的颜色，通常需要依靠效果瓷比色板。每个瓷粉品牌都有相对应的效果瓷比色板，基本分为两大类：一类为分层效果比色板。这类比色板一般以牙本质效果、牙釉质效果等牙齿结构分层进行颜色分类（图 5-102）。另一类为分区效果瓷比色板。这类比色板是以各个部位的颜色特征进行分类（图 5-103）。

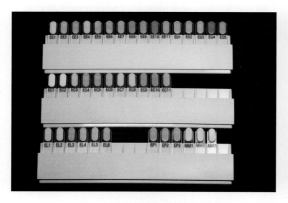

图 5-102　分层效果比色板

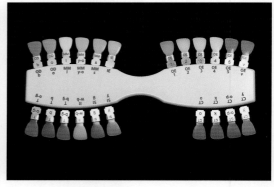

图 5-103　分区效果比色板

临床上使用与特殊效果瓷粉配套的特殊效果比色板，对比切端的半透明区颜色，以确定采用的特殊效果瓷粉的种类。同时，技师结合半透明区域的形状和分布，按标号的瓷粉直接堆塑来实现所需的透明效果。这种方法准确直观，在实践中已经获得良好的美学效果，但是要求医师和技师对特殊效果瓷粉的种类、特性等有深入的了解。

（二）比色照片的传递

比色照片除个性化颜色之外，还可以传递包括形态、表面质地、光泽度、半透性等色彩之外的其他美学信息。因此照片成为目前美学修复颜色信息传递中不可或缺的手段。如果比色板最终确定的信息传递的是颜色的基础信息，那么比色板与天然牙同时进行拍照得到的图片信息，表达的则更多是颜色的个性化信息（图 5-104，图 5-105）。

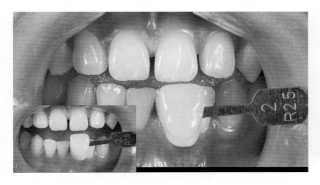

图 5-104 基础比色信息

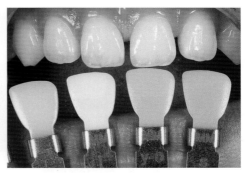

图 5-105 个性化比色信息

照片除了能反映牙齿形态、比色片和天然牙颜色的差异外,通过改变拍摄条件,还可以获得很多美学制作所需的深层次美学信息。正面拍摄,可以获得牙齿形态学的正确信息;通过不同的光线和角度,可以很好地记录牙齿不同部位的表面质地及光泽;消除表面反光,则可以获得更多关于牙齿颜色及分布的信息;黑背景下采用比正常曝光低 2 挡的曝光量,可以记录半透明区的位置和厚度;采用低 1~2 挡的曝光摄影,还可以突出表现和记录明度的差异和表面白垩色的分布特征;而侧向 45° 拍摄,则可以记录切端及唇面近远中边缘嵴区牙釉质的乳光效果、牙釉质层厚度等信息。数码照片通过后期处理,例如加大对比度、降低亮度、黑白化等,则可以获得更深层次的个性化信息,对于技师进行修复体仿生化美学制作会有很大的帮助。

三、美学信息的应用

通过对基础颜色的采集,同时定位获取牙冠内部和表面的分区、分层个性化颜色信息,结合牙冠的形态、表面质地等信息,在修复体制作过程中对牙冠的基本颜色按照颜色复杂程度准确进行分区确定,并转化成专用的瓷粉语言,配合相应的瓷粉完成最终个性化修复体的制作(图 5-106~图 5-124)。

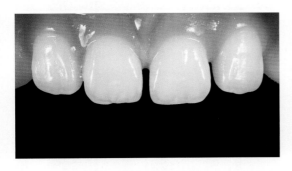

图 5-106 照片信息

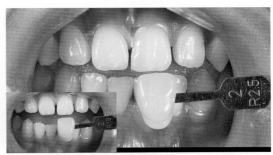

图 5-107 根据基础比色信息验证比色结果

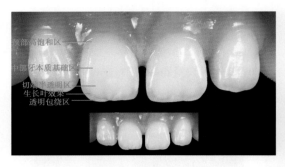

图 5-108 牙冠分区信息

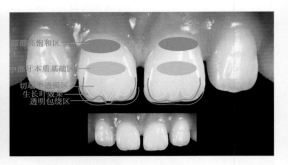

图 5-109 分区颜色信息

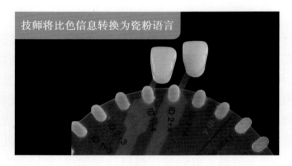

图 5-110 将比色信息转化为瓷粉语言

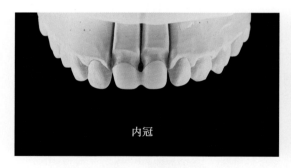

图 5-111 基底冠完成

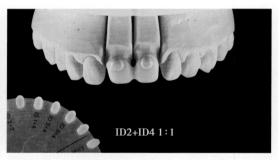

图 5-112 根据比色信息堆塑牙颈部

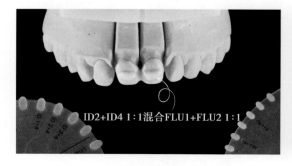

图 5-113 根据比色信息堆塑牙冠中部

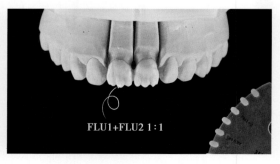

图 5-114 根据比色信息堆塑切端基底

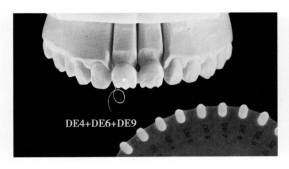

图 5-115　堆塑牙本质瓷

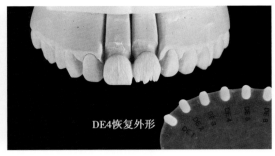

图 5-116　堆塑牙冠外形

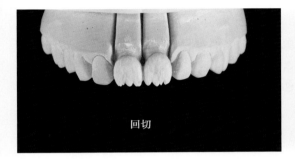

图 5-117　回切

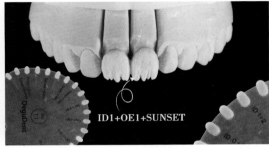

图 5-118　堆塑生长叶效果

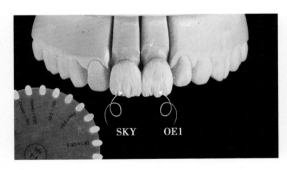

图 5-119　堆塑切端半透明区效果

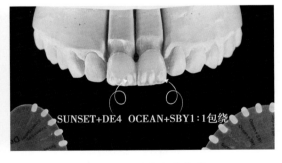

图 5-120　堆塑切缘包绕

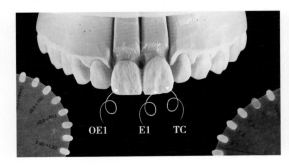

图 5-121　堆塑完成外形

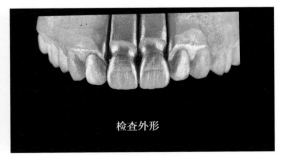

图 5-122　修整形态

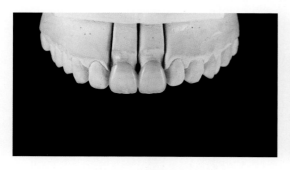

图 5-123　完成修复体制作

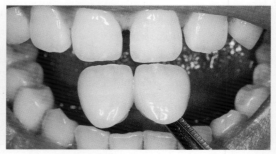

图 5-124　对比完成的颜色结果

思考题

1. 序列化标准美学修复流程包括哪些步骤？
2. 相机曝光的影响因素有哪些？各有什么意义？
3. 口腔美学修复需要拍摄多少张照片？包括哪些内容？
4. 数字化虚拟设计的流程是什么？
5. 诊断蜡型的意义是什么？

（李　鑫）

教 学 大 纲
（供口腔医学技术专业用）

一、课程性质和任务

《口腔美学基础》是高等职业教育口腔医学技术专业学生一门必修基础课。通过学习本课程，应使学生了解美学基本知识，掌握形式美的基本规律；了解素描和透视学基础原理，通过临摹和写生牙体、牙弓形态，初步掌握分析观察对象的方法；色彩与比色一章重点介绍色彩的视觉生理、色彩的光学本质，以及比色的原理和实际应用。每章中都穿插有临床实际工作的经验、体会，供学员和读者参考。

二、教学内容和要求

理 论 模 块

单元	教学内容	教学要求		
		了解	熟悉	掌握
第一章 美学基础	第一节　概述	√		
	第二节　面部审美的主体美感特征	√		
	第三节　美与健康		√	
	第四节　形式美及其主要法则			√
	第五节　容貌美与人类的进化	√		
第二章 素描与牙体牙列 形态	第一节　素描概述	√		
	第二节　素描中的透视原理		√	
	第三节　明暗变化		√	
	第四节　牙弓的形态与描绘			√
	第五节　牙体的形态与描绘			√
第三章 塑造理想美学的 标准	第一节　牙齿的排列和位置			√
	第二节　牙齿的形态			√
	第三节　牙齿的颜色			√
第四章 色彩与比色	第一节　视觉生理概述		√	
	第二节　天然牙齿的颜色		√	
	第三节　表色系统		√	
	第四节　比色条件与正确比色			√
	第五节　修复体的染色		√	
	第六节　修复体制作颜色失败的原因分析		√	

单元	教学内容	教学要求		
		了解	熟悉	掌握
第五章 序列化标准美学 修复流程	第一节　数字化信息采集 第二节　数字化微笑设计 第三节　基于设计的诊断性修复体 第四节　美学信息传递与应用	√	√ √	√

三、学时安排

单元	教学内容与顺序	学时数
第一章	美学基础	4
第二章	素描与牙体牙列形态	2
第三章	塑造理想美学的标准	18
第四章	色彩与比色	12
第五章	序列化标准美学修复流程	14
合计		50

四、大纲说明

1. 本教学大纲仅供 3 年制高等职业教育口腔医学技术专业教学使用,理论教学 50 学时。

2. 本课程对教学要求分为了解、熟悉、掌握三个层次。

参 考 文 献

1. 赵铱民. 口腔修复学. 8 版. 北京 : 人民卫生出版社, 2020.
2. 孙少宣, 王光护. 口腔审美学. 北京 : 北京出版社, 2004.
3. FRADEANI M. 口腔固定修复中的美学重建. 王新知, 译. 北京 : 人民军医出版社, 2009.
4. 刘峰. 口腔美学修复临床实战. 北京 : 人民卫生出版社, 2007.
5. 协田太裕. 牙齿形态. 黄河, 译. 沈阳 : 辽宁科学技术出版社, 2016.

牙体形态与功能　第2版

口腔数字化技术　第2版

》》》 **口腔美学基础**

优𬌗理论与技术

口腔工艺材料

固定修复体工艺技术

可摘局部义齿工艺技术

全口义齿工艺技术

销售分类／口腔科学

策划编辑　方　毅
责任编辑　方　毅
书籍设计　姚依帆

人卫智网
www.ipmph.com
医学教育、学术、考试、健康，
购书智慧智能综合服务平台

人卫官网
www.pmph.com
人卫官方资讯发布平台

关注人卫口腔公众号
新书速递　图书推荐

关注人卫健康
提升健康素养

ISBN 978-7-117-34806-5

9 787117 348065 >

定　价：60.00 元

国家卫生和计划生育委员会"十二五"规划教材

全国中等卫生职业教育配套教材

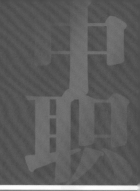

供护理、助产专业用

护理技术综合实训
学习指导及护考训练

主编　高晓梅　黄惠清

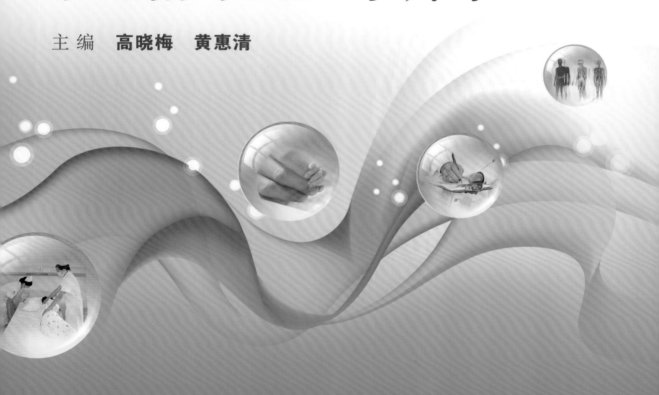

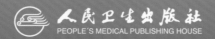

人民卫生出版社

PEOPLE'S MEDICAL PUBLISHING HOUSE